膏方的临床应用

主　编　张洪洲

副主编　武洪民　张子方　韩建书

编　委　（以姓氏笔画为序）

王　开　　白莎莎　　李茂林

李茁壮　　杨海华　　吴凤云

徐文龙　　徐鲁洲　　霍华永

霍华莹

中医古籍出版社

图书在版编目（CIP）数据

膏方的临床应用/张洪洲主编．－北京：中医古籍出版社，2018.6

ISBN 978－7－5152－1597－6

Ⅰ.①膏… Ⅱ.①张… Ⅲ.①膏剂－方书－中国

Ⅳ.①R289.6

中国版本图书馆 CIP 数据核字（2017）第 249942 号

膏方的临床应用

张洪洲　主编

责任编辑	王晓曼
封面设计	赵石涛
出版发行	中医古籍出版社
社　　址	北京东直门内南小街 16 号（100700）
印　　刷	三河市华东印刷有限公司
开　　本	880mm×1230mm　1/32
印　　张	8
字　　数	141 千字
版　　次	2018 年 6 月第 1 版　2018 年 6 月第 1 次印刷
印　　数	0001～3000 册
书　　号	ISBN 978－7－5152－1597－6
定　　价	38.00 元

路　　序

　　膏方，又称膏剂，是中药丸、散、膏、丹等八种剂型中的一种。广义上，膏剂有外敷、内服之分，外敷者除用于外科皮肤、疮疡等疾患外，还在内、妇科等病症中有所使用；内服者即《中国药典》所定义的饮片用水煎煮，取煎煮浓缩液，加炼蜜或糖制成的半流体制剂，由于此类膏剂多具有调补阴阳、滋养润泽、强体补虚等综合作用，因此又被称为"膏滋药"。当前，人们常说的"膏方"多指此类。

　　"膏方"多适用于久病体虚或先天不足、年老体弱等病情相对稳定的人群。近年来，随着现代社会人们生活水平的提高以及疾病谱的改变，其适用范围正在向失眠、抵抗力不足易患感冒等处于亚健康状态的年轻人群扩展。需要指出的是，开具"膏方"须照顾到方方面面，一般说来其药味较多，属大方、复方范畴。因此，应在汤剂的基础上，针对当前疾病的性质和病家的体质，运用中医"阴阳和合""天人相应"的整体观，辨证论治后，依具一人一方的原则，量体选药配方制膏，方能达到增强体质、祛病延年的目的。当前，人们有一种认知误区，认为凡是补剂就是好东西。其实不然，对病家来说，首当考虑其脾胃消化、吸收功能，例如脾虚湿盛体质，大便溏薄、舌苔厚腻者，既不宜服用含参补气之品，也不宜服用含糖、含胶滋阴调味之品，因为前者易令湿从热化，而后者因含味甘之品，致湿从寒化而腻膈。故一切当从实际出发，病家宜先请医生调理脾胃或有针对性地协调膏方配伍，以利愈病，切莫自作主张或道听途说任选补剂。

"业精于勤，荒于嬉；行成于思，毁于随"。张洪洲主任医师勤奋好学，拼搏向上，扎根基层，治病救人，悠悠五十载，终由一名乡医成长为县中医院院长、河北省名中医、全国基层名老中医药专家，德艺双馨，成绩斐然。不仅如此，其退休后，仍不忘初心，潜心学术，总结经验，将多年研学及应用膏方的体悟编写成《膏方的临床应用》一书，鉴于本书融中医学术性、实用性于一体，通俗易懂，简便易学，为广大医务者及中医爱好者提供了很好的借鉴；同时有感于其一生向学，不断进取，实为我们的楷模。试想：如若我国基层医生，尤其是乡村医生，都如张洪洲主任一样，不用扬鞭自奋蹄，学中医、爱中医、用中医，自强不息，努力进取，那么中医药事业振兴之日定会早日到来。是为序。

贵州医药 洁长正 [印章]

2017 年 7 月

前　言

中医膏方是中华民族传统医药文化的珠玑，其应用源远流长，历史悠久。但由于膏方组方复杂，熬制繁难，多在宫廷及少数富庶地区、富裕家庭使用，人们知之的并不多。时至今日，社会的发展经济条件的改善，国家对中医的重视，熬膏技术的改进与提高，使得膏方进入普通家庭，广泛应用于临床，为广大群众保健养生、防病治病服务，起到较大的作用。

目前，国家提出了从"治疗疾病"向"预防疾病"重点转变的"前移战略"，倡导治未病。"治未病"是中医学重要的防治思想，早在2000多年前，《黄帝内经》即提出"是故圣人不治已病治未病，不治已乱治未乱，此之谓也，夫病已成而后药之，乱已成而后治之，譬犹渴而穿井，斗而铸锥，不亦晚乎"。这一理论对养生保健、防病治病有着重要的指导作用，数千年来一直有效地指导中医学的防治实践。内服膏方的两大重要目的是养生保健和防病治病。

膏方体积小、便于携带、可连续服用、老少皆宜，在调和阴阳、治未病方面有着较大的优势，因此，只要我们正确地辨证选用膏方，就能达到防病治病、强身健体的目的。因此，采用中医膏方"治未病"正逐渐成为人们喜好的手段。

本书分上中下三篇，上篇主要介绍膏方的渊源、发展与前景，膏方制备工艺与现代化的研究，提高膏方疗效思路与方法，膏方制剂的贮藏，膏方组成应用、注意事项等。中篇切合"治未病"的核心思想从辨体质调养治未病、未病先防治未病、即病防变治未病、瘥后防变和择时防治病方面介绍膏方在内、外、妇、骨、肿瘤等各科中防病治病特色及临床病案举例，涉及面广，实用性强，有助于继承和发扬名医专家的学术思想和临床经验，便于膏方的学习使用。下篇选取部分名医膏方经验，介绍名医对膏滋药的开方精髓、辨证用药的机理和炼制要诀。本书融中医实用性、学术性于一体，使读者通过本书对膏滋药有更深的理解。

由于编者水平有限，不足之处在所难免，敬请读者不吝赐教，以使我们不断修正和提高。

编　者

2016 申酉年冬

目　　录

上篇　膏方养生概论

第一章　膏方发展简史

膏方亦称膏剂、膏滋，多是指具有调补阴阳、滋养润泽、强体补虚等综合作用的中药内服剂，是中药常用剂型之一。内服膏剂是在汤剂的基础上，根据人体的不同体质倾向、临床表现，在中医理论指导下确立组方用药，经煎煮、浓缩、加蜂蜜或糖（或转化糖），或用阿胶、鹿角胶、龟甲胶制成的半流质制剂，具有药物浓度高、体积小、药效稳定、服用方便、口感好、便于携带等优点。近代名医秦伯未尝谓："膏方者，盖煎熬药汁成脂液，而所以营养五脏六腑之枯燥虚弱者，故俗亦称膏滋药。"可谓一语中的，高度概括了膏方的特点，指出了膏方的本质所在。

先秦至今，膏方大致经历了外用膏方、内服膏方、治疗范围扩大、着重于养生保健等多个阶段。其长期以来在防病治病、调理亚健康等方面都发挥了独特的作用，它是中医药学的重要组成部分。如今，膏方在中国大陆、港、澳、台地区，以及东南亚国家更是以其独特的魅力受到广大人民的喜爱，展现出了广阔的发展前景。

一、秦汉以前（外用膏方问世）

膏方起源于外用膏剂。用膏外敷以防止皲裂祛疾的历史相当悠久，先秦典籍《山海经》就记载了一种羊脂类药物，用于涂擦皮肤防治皲裂，这应该说是早期膏药的雏形。现代研究证明，羊脂具有滋润、温煦的作用，涂于皮肤能形成封闭性油膜，促进皮肤水合作用，对皮肤有保护和软化作用。从现有的医书记载看，制膏外用可追溯到长沙马王堆汉墓出土的《五十二病方》，其抄写年代在秦汉之际，成书年代约为战国时期。据考证，书中记载的医学理论和治病药物要早于《黄帝内经》，其中就记载有膏方的应用。如脂膏、肪膏、灸膏、彘膏、豹膏、蛇膏等，是单纯用动物脂肪或以动物脂肪加热提取药物外敷。所治疾病多为外科诸伤、痈疽、疮疡、皮肤疥癣等，如《五十二病方·诸伤》载："令伤毋斑，取彘膏，口眼并治，敷之。"可见在秦汉以前就有医家用动物油脂制成膏剂，涂在皮肤上，用以医治疾病。且《五十二病方》中已经有"以清煮胶"这种通过熬煮让水分蒸发而使药汁变稠的炮制方法，可以说是如今膏滋药炮制的雏形。但当时主要是将药物与油脂调和成膏剂，以外用为主，尚未见到膏方内服的记载。

《黄帝内经》中保存有 11 个方剂，其中包括 2 个膏方，即《灵枢·痈疽》中的豕膏，"发于腋下赤坚者，名曰米疽。治之以砭石，欲细而长，疏砭之，涂以豕膏，六日已，勿裹之。其痈坚而不溃者，为马刀挟瘿，急治之。"《灵枢·经筋》中的马膏，对筋脉纵弛"治之以马膏，以白酒和桂，以涂其缓者"。从文中可以看出豕膏、马膏也都是外治涂膏。

二、秦汉时期（内服膏方兴起）

成书于汉代的《伤寒杂病论》中有麻仁白蜜煎治燥病、便难、口渴，猪膏发煎治热入血分黄疸、胃气下泄的阴吹，大乌头煎治疗寒疝的记载。这些膏方以内服为主，且已有药物煎煮、浓煎、收膏等制作工艺，是现代膏方加工方法的雏形。

晋代的《肘后备急方》在"治百病备急丸散膏诸要方"一章中收载了 7 首膏方，其中裴氏五毒神膏、陈元膏、华佗虎骨膏等外用内服兼可。然其主治俱以"疗百病""疗中恶暴百病"笼统言之，而观其药味多用附子、细辛、巴豆、乌头等峻猛攻邪之品，亦不乏雄黄、朱砂等矿物类药，一定程度上反映出当时的服石之风。上述的这些膏方作用是以祛邪疗疾为主，并无补益调理之功，与后世膏方的用途有较大的区别。此外，书中对膏方制作步骤也有了清晰的介绍，如将草药用苦酒、醋浸渍后，与猪油同煎、浓缩，然后再加入雄黄、朱砂等矿物类药物，服用时常以酒伴服。

南北朝时期，陶弘景所著《本草经集注》有云："凡合膏，初以苦酒渍取，令淹，溲浃后，不用多汁，密覆勿泄。云时者，周时也，从今旦至明旦，亦有止一宿者。煮膏，当三上三下，以泄其焦势，令药味得出。"对膏方的制作步骤有了较为详细的说明。并指出了钩吻、紫草、蜀椒等多种药物可以"合膏"或作"膏药"运用，所疗疾病有脱发、野葛毒、石毒、腹胀满等。但外用膏方、内服膏方混杂出现，未有明确区分。

综上所述，秦汉时期内服膏方已出现，并在临床上得以运用。但考其功用、所治病种单一，且多为外科疾患或内科实证祛邪而设，外敷膏方使用较内服膏方更为常见，故此时的膏方与后世补益为主或攻补相兼之膏方有较大的差别。该时期的特点如下：文献明确记载膏方处方者不多，但指出了宜入膏的药物；察其处方组成多较简单，以单味药或小方为主，鲜见大复方膏煎；究其制法，多有动物脂肪入膏，亦有药物浓煎后取汁、收膏的制作方法，但工艺简单，为今之膏方制法之雏形。故从膏方组成、功用、制作方法等方面综合评估，秦汉时期当为膏方之发端。

三、唐宋金元时期（临证范围扩大）

隋唐时期，尤其是唐代，社会安定、经济繁荣，中医药学在继承总结前人医疗经验和广泛交流的基础上得到长足发展，膏方也随之进入了迅速发展期。

这段时期，医学典籍中记载的膏方明显增多。唐初孙思邈在《备急千金要方》《千金翼方》中载有多种膏方，如黑膏（治温病发斑）、枸杞子煎（治虚劳，退虚热）、乌扇膏（治喉痹）、木防己膏（治产后中风）等，所疗病症涉及温毒发斑、口疮、喉痹、中风、心腹急胀、咳嗽及虚劳发热、癖赢瘠、脾胃虚寒劳损、五劳七伤等内科病症，气瘿、堕落、瘀血等外科疾患。值得一提的是，书中还收录了少量养生抗衰老之剂。如书中指出仙方凝灵膏可"身轻目明，老者还少"，近效莲子膏可"生发变黑，坚齿延年"。孙思邈在书中还设有"养性""退居""养老食疗""养老大例"等篇专门论述养生及防治老年病的理论和临床经验，提出药物裨益论，反对服石。说明在唐初，膏方的主治范围得到扩展，已广泛运用于内科病症的治疗，对虚劳的治疗作用得到肯定，疗虚却病之剂开始增多，并涉及抗衰养生领域。徐大椿在《医学源流论·补药可通融论》中对此予以较高评价："自唐《千金翼方》等方出，始以养性补益等，各立一门，遂开后世补益服食之法。"此时期，膏方制法与现之制法仍有一定区别，如仍多用苦酒浸诸药浓煎，亦有中药材研末或分别煎汁用者；收膏仍沿用猪脂、白蜜，或猪脂与诸药同煎，或后入猪脂、白蜜成膏。如苍梧道士陈元膏主用百病方的加工方法中有如此记载："以地黄汁大醋浸药一宿，猪脂肪中合煎之十五沸。"

宋金元时期具有代表性的方书中收载的以滋补强壮、延年益寿见长的膏方逐渐增多，如《太平圣惠方》中的神仙黄精膏、神仙茯苓膏、枸杞子煎、宁志膏等，《外台秘要》中的陆抗膏、鹿角胶煎等。

宋代是我国医药科技发展的重要阶段，此期官方对中医药学十分重视，修撰了多部综合性本草学、方剂学著作，收录了多首膏方处方及服用方法，明代《普济方》中收载的多首膏方均出自《太平圣惠方》《圣济总录》。宋代还设立了药局、熟药所，负责监制、销售成药，既方便了民众医治疾病，又促进了成药包括膏方的普及。北宋第一部官修方书《太平圣惠方》，较能反映宋以前及宋朝早期的医学水平。书中记载了大量散、丸等剂型的中药，所载膏方虽不及这两种剂型多，但较秦汉时期数量亦有大幅增长。而且，书中将外用"摩风膏药"与"内服膏方"分列不同章节论述。此期膏方的主治病症有实证，也有虚实夹杂证。如治实证肺脏气实，心胸烦壅的泻肺大黄煎；亦有用于虚实并见的肺虚喘急，下焦虚伤的阿胶膏方；并且已有主要用于补益养生的膏方，如黄精膏、茯苓膏、地黄煎、枸杞子煎等。

从膏方的组成来看，不仅有四五味药物的小方，还开始出现了由十余种、二十余种中药组成的大方，其处方药物的增多说明膏方的主治证候已日趋复杂。从制法看，宋代膏方的制作方法不尽相同，但多数采用一部分药物煎汁，一部分药物研末调入，并有先煎、后下、兑入等不同处理，较之唐代在药物炮制方法及分类上更为细致。药物经"三上三下"久煎后，再加入白蜜、醋等收膏，其中药物醋浸煎取者仍颇多。如《太平惠民和剂局方》中的龙脑天麻煎治一切风及瘫缓风，其制作仍以细末入煎，用白蜜收膏。《太平惠民和剂局方》"论合和法"中有膏药制作的记载："凡合膏药，初以酒或醋浸令淹浃，不用多汁，密覆勿泄，从今旦至明旦，亦有止一宿者，微火煎之，令三上三下，以泄其热势，令药味得出，上之使匝匝沸，乃下之，使沸静良久乃止，宁欲小小生。"

此时医学的发展趋于专科化，《太平圣惠方》中对妇科、儿科的膏方均有载述。如书中记载了治疗妇人积年血气癥块结痛的大黄煎方，治疗滑胎易产的丹参膏方，治疗产后恶血腹痛的红蓝花煎方。还记载有治疗儿科疾病的膏方，如用于小儿胃气虚弱、乳食不进、腹胀满的助胃膏，用于小儿胎寒胃冷、腹痛、夜啼、状若抽搐的钩藤膏等。

至金元时期，膏方补益强身之用更是得到充分重视与发挥。元代编撰的《饮膳正要》一书体现尤为突出，其中记载中药进补："于本草内选无毒、无相反、可久食、补益药味，与饮食相宜，调和五味。"并收录了多种膏滋剂，如荔枝膏、牛髓膏子、羊蜜膏、天冬膏等。这些膏方亦食亦药，强身抗衰，拓展了膏方的使用。《瑞竹堂经验方》记有补精膏"常服壮元阳，益精气，助胃润肺"。《兰室秘藏》载圆明膏治疗眼科常见病虚劳内障。

此外，此时膏方、丸剂也有混称者，如《太平惠民和剂局方》所载治虚寒久嗽的人参款花膏，以诸药为细末，炼蜜为丸，故其实为丸剂，这可能与这两种剂型在制作方法上相似，均与入蜜以赋形这一步骤有关。

四、明清时期（发展日趋成熟）

迨至明清，传统中医学理论已臻于完善，具备较完整的体系，膏方发展也进入了成熟时期，此期"膏滋""膏"成为膏方的专用名称，而"煎"则仅指汤剂。

明代对既往及当代方剂、本草学进行了大规模的发掘整理工作，较为全面地继承了前人的成果，同时亦有不少创新。此时膏方数量激增，品种也更加丰富。如我国现存最大的方书——《普济方》记载的膏方不下 70

余首，涉及内科、外科、妇产科、儿科等。

明清时期，随着药物进入商品流通，对其性能、产地、炮制、功效、真伪鉴别等方面的研究也更为深入，本草学取得了前所未有的成就，此期不仅承续了前朝单方膏方的传统，而且单方膏方或小复方膏方的数目也有所增加，如在《本草纲目》中就记载了益母草膏、白术膏、乌头膏、泽漆膏、人参膏等。

由于医学知识的普及，明代医家及儒士都十分重视养生保健，当时著名的医药学家，如李时珍、张景岳、赵献可、李梴等十分重视膏方对慢性病的调理，以及在强身延年方面的作用。膏方的作用呈现由却病疗疾向防病补虚方向发展的趋势，补虚延年的膏方层见叠出，张景岳提出"阳常有余，阴常不足"，凡虚在阳分而气不化精者，宜参术膏；若虚在阴分而精不化气者，莫妙于两仪膏。

明末《证治准绳》中载有："虚劳之疾，百脉空虚，非黏腻之物填之，不能实也。精血枯涸，非滋湿之物濡之，不能润也。宜用人参、地黄、天冬、麦冬、枸杞子、五味子之属，各煎膏，另有青蒿以童便熬膏，及生地汁、白莲藕汁、人乳汁、薄荷汁，隔汤炼过，酌定多少，并麋角胶、霞天膏，合和成剂。"《韩氏医通》记载用牛肉为原料制成霞天膏，用治虚劳羸瘦、中风偏瘫、脾虚痞积等疾。

《本草蒙筌》为明代前中期本草著作，书中记载："膏，熬成稠膏也。药分两须多，水煎熬宜久，渣滓复煎数次，绞聚浓汁，以熬成尔。去久病用之，取其如饴，力大滋补胶固，故曰：膏者，胶也。"其中提到膏方的功用"去久疾用之"，提示其时膏方调治慢性病的功效已得到承认，而且药量大，久煎、浓缩成膏的制作方法已与今之膏方组成与制法十分接近。书中还进一步论及："可服之膏，或水，或酒随熬，滓犹酒煮饮之；可摩之膏，或油，或醋随熬，滓宜捣敷患处。此盖兼尽药力也。"说明至明代中期，内服膏方及外用膏方在制法用法上已有明确区分。

至清代，《惠直堂经验方》《成方切用》《验方新编》《顾松园医镜》等诸多医学著作中均记录了多种膏方的组成、功用及制作方法。说明当时膏方的疗效得到社会认可，应用广泛。膏方的治疗以慢性病居多，且强调其补养作用，其中治疗咳嗽、消渴、虚劳等慢性病症的膏方和抗衰老膏方尤多，如枇杷膏、元霜膏、天池膏、集灵膏等。《清代医方集解》中载龟鹿二仙膏，《本草纲目》中所载更增加人参、枸杞子，补元气、滋阴助阳之功更强，为后世医家所习用。同时膏方治疗进一步普及，显示了平民化的趋势，如《验方新编》中收载的代参膏，更符合普通民众方便廉治的要求。

清宫医药档案收载了多种延年膏方，如菊花延龄膏、河车膏等还有定制膏方记载。

此时有关定制膏方有了较为详细的医案记载。如《临证指南医案》中载叶天士治疗遗精病案："某冬令烦倦嗽加，是属不藏。阳少潜伏，两足心常冷，平时先梦后遗。有神驰致精散，必镇心以安神。犹喜胃强纳谷，若能保养，可望渐愈。桑螵蛸、金樱子、覆盆子、芡实、远志、茯神、茯苓、龙骨、湖莲，煎膏，炼蜜收，饥时服七八钱。"晚清名医张聿青亦擅长用膏方治疗，其医案中设有专篇记载。此时期根据患者体质、病性等辨证施用，个体化的膏方治疗已崭露头角。张氏膏方制作精细，注重饮片炮制，如蜜水炒青皮、盐水炒橘红、土炒新会皮、姜汁炒生地黄等，且讲究特殊用法，如杏仁"去皮尖，水浸打，绞汁冲入"，从中可见一斑。《张聿青医案》中还指出："宜先用通补煎剂以治肝胃，俟胸宽纳谷渐增，再以膏方养肝之体。"提出在膏方治疗前宜使用"开路方"增强脾胃运化功能，多有裨益。

五、近现代时期（重于调理）

近代以来，一些老字号药店如杭州胡庆余堂、上海雷允上等均有自制成方膏滋药，如庆余大补膏、人参养心膏、洞天长春膏等，临床应用较广泛。著名医学家秦伯未在运用膏方上卓有成效，并著有《膏方大全》《谦斋膏方案》。蒲辅周老中医在调理慢性病时，喜用膏丸缓图，临床治验甚多。近代名家丁甘仁亦擅长以膏方施治，颇具影响。但由于国家战乱频仍，财匮力尽，民不聊生，膏方治疗在民众中难以普及，使膏方的发展受到了一定局限。

新中国成立以来，随着人民生活水平的提高，对健康日益关注，江浙地区越来越多的人选择冬令时节服用膏方进行养生保健及调治疾病。目前除了购买市售的成方膏方外，更多民众倾向于选择有经验的临床医师，根据自身的具体情况在中医辨证论治指导下，开具更有针对性的膏方处方。在现代，膏方除了用于调治慢性病、延年益寿外，也广泛运用于未病先防、强身健体、美容养颜等方面。现代膏方有以下特点：处方药味较多，常由 20～30 味中药组成；赋型剂多为动物胶类药，如龟甲胶、阿胶等；制作方法较固定，已形成了加工规范。

与此同时，中医药工作者对膏方源流、理论基础开展了一系列文献研究，并结合现代医学理论作用机制开展了初步的临床研究和基础研究。中医工作者提出了膏方学的概念，这意味着膏方已由一种临床治疗手段发展成为具有理论体系支撑的一门中医学专门学科。近年来，研究膏方学的专著也逐渐增多，如《实用膏方》《中医膏方学》《中医膏方治病百问》《妇科膏方应用指南》《中医膏方治疗学》等。它们推进了膏方学理论研究和膏方专科治疗的发展，并促进了膏方的传播。

由于近年来临床膏方的定制量大幅上升，对其进行规范以保证质量已成为当务之急。为了提高疗效，上海举办了"中医膏方高级讲习班"，向来自江、浙、沪、皖各大医院的中医师以及各大连锁药店学员传授膏方配制及中医各科膏方诊疗经验。国家中医药管理局也很重视膏方的培训及传播工作，在南京、开封、北京、沧州等地组织了膏方高级培训班培训膏方知识，并制定膏方加工管理办法，对膏方的制作设备、工艺流程、质量检测等诸方面进行了规范，以确保膏方的质量。全国多数医院也开展了此项工作。

现代社会，人们越来越重视维护身体健康，预防疾病。近年来，膏方节、养生文化节、膏方高级培训班在上海、南京、山东、河南、河北等地陆续推出，让当地群众对膏方有了更深入的了解，膏方的需求量也逐年上升，形成由江浙地区向全国辐射的趋势。膏方更成为养生文化中一颗璀璨的明珠，走进百姓生活，其必将在人类健康事业中发挥更为重要的作用。

第二章　膏方适应证

膏方是中医学在冬令进补中有效方法和特色之一，我国民间素有冬令进补的习惯，如谚语："冬季膏方巧进补，来年开春能打虎。"中医学认为，冬令进补与平衡阴阳、疏通经络、调和气血有密切关系。

内服膏方适用的对象主要有四类：①患病者。患有慢性疾病者，久病体虚为增强体质或巩固疗效者。②亚健康者。平时无慢性疾病，但易感冒，长期劳累或压力负担过重而身体虚弱者，体力不支、精力不足难以胜任紧张而烦劳的工作者。③康复者。如手术后、出血后、大病愈后、产后体虚者。④特殊人群。儿童、女性、老年人、孕妇及部分青少年等。如小儿久咳不愈、厌食、贫血者；女性想驻容养颜、抗衰老者；老年气血衰退、精力不足、脏腑功能低下者。膏方因人而异，男女老少各有不同，切忌千人一方。必须进行辨证施治，严格遵照膏方的组方原则配方，并精制加工，才能起到理想作用。

一、患病者

患有慢性疾病者，冬令时节可以结合其病机特点兼补兼治，通过膏方调理，补其不足，泻其有余，恢复机体的阴阳平衡，最终达到减少复发次数，减轻疾病症状，提高患者的生存质量，甚至可以使部分患者达到临床痊愈的功效。

从目前临床应用膏方的情况来看，不但内科病患者可以服用膏方，患有妇科、儿科、外科、骨伤科、五官科疾病者都可以服用膏方。气血阴阳津液虚弱的病人可以通过服用膏方达到除病强身的目的，这些慢性疾病如下：

1. 内科疾病

（1）呼吸系统：支气管哮喘、反复感冒、慢性咳嗽、支气管扩张、弥漫性肺间质纤维化、慢性支气管炎、肺气肿、肺源性心脏病等。

（2）循环系统：高血压、冠状动脉粥样硬化性心脏病、心绞痛、陈旧性心肌梗死、慢性心力衰竭、病毒性心肌炎后遗症、心律失常等。

（3）消化系统：慢性腹痛、习惯性便秘、慢性腹泻、反流性食管炎、慢性胃炎、消化性溃疡、胃下垂、溃疡性结肠炎缓解期、胃癌前病变、慢性肝炎、肝硬化早期等。

（4）泌尿系统：尿路感染、慢性肾炎、无症状性血尿、肾病综合征、慢性肾盂肾炎、肾结石、肾下垂、多囊肾、乳糜尿、男性不育症、阳痿、遗精、前列腺增生、慢性前列腺炎等。

（5）神经系统：中风后遗症、帕金森病、重症肌无力、肌萎缩症、进行性肌营养不良、脑萎缩、老年性痴呆、血管性痴呆（早期）、面瘫后遗症、偏头痛、梅尼埃病（缓解期）、失眠、神经官能症等。

（6）风湿系统：干燥综合征、强直性脊柱炎（久病虚证为主）、风湿性关节炎（缓解期）、类风湿性关节炎、系统性红斑狼疮（缓解期）、多发性肌炎和皮肌炎（缓解期）、硬皮病（慢性进展期）、雷诺病、白塞综合片（缓解恢复期）等。

（7）血液系统：贫血、再生障碍性贫血、过敏性紫癜、白血病、粒细胞减少症、血小板减少症等。

（8）内分泌系统：糖尿病、甲状腺功能亢进、甲状腺功能减退、甲状腺炎（脾肾两虚型）、尿崩症、肥胖症、痛风（气血两虚型或肝肾不足型）等。

2. 妇科疾病

月经过多、闭经、痛经、不孕症、习惯性流产、白带异常、子宫肌瘤、子宫下垂、更年期综合征等。

3. 儿科疾病

小儿食欲不振、小儿久泻、小儿夏季热、遗尿、哮喘、多动症、厌食、反复呼吸道感染、儿童性早熟等。

4. 骨科疾病

颈椎病（缓解期）、腰椎椎管狭窄症等。

5. 皮肤科疾病

痤疮、须发早白、白癜风（稳定期）、黄褐斑、慢性湿疹、先天性过敏性湿疹、血管炎、银屑病、冻疮等。

6. 五官科疾病

口疮、口臭、声音嘶哑、牙齿松动、过敏性鼻炎、老年性耳鸣、耳聋、老年性视力减退。

7. 其他疾病

肿瘤放化疗后、虚汗、体虚低热、早衰等。

二、亚健康者

亚健康是指人们在身心方面处于健康与疾病之间的健康低质量状态及其有向慢性疾病转化的可能性，表现为非特异性疾病前状态。处于亚健康状态的人群虽未患病，但存在不同程度的患病危险因素，具有发生某种疾病的高危倾向。这种情况又可称为"第二状态""中间状态""灰色状态""亚临床期""前病态"等，世界卫生组织称之为"亚健康"，在中医学则大致属于"未病学"范畴。其基本特征是身体无明显疾病，但表现为体力下降、适应能力减退、精神状态欠佳。主要症状有情绪低落、心情烦躁、忧郁焦虑、失眠健忘、精神不振、疲乏无力、腰酸背疼等。摆脱亚健康状态主要是靠积极主动的自我保健措施，除了建立良好的生活节奏、健康习惯、均衡营养、体育锻炼和心理卫生外，采用中医膏方调治是一种非常有效的方法。

膏方以补益为主，纠偏疗病，调节阴阳平衡，纠正亚健康状态，使人体恢复到最佳状态。亚健康状态者根据中医辨证有气虚、血虚、阳虚、气阴两虚、阴阳两虚等不同类型，要辨证施补，如气虚者可选用人参、黄芪、白术等补气药制成膏方；血虚者可选用当归、熟地、阿胶等补血药制成膏方。因此，亚健康状态者应以中医辨证论治为原则，辨证选药，辨证施补。

三、康复者

术后患者，一方面是原有疾病造成的人体某部分虚损，另一方面是由于手术时的失血，"气随血行"导致气血两虚，还有手术时的消耗，或术后禁食，患者又常会有津液亏损的表现。因此，术后患者常有气血亏虚，津液不足的现象。如果手术中出血较多，患者术后经常会有面色苍白、神疲乏力、心悸头晕等现象。患者术后如果没有进行合理的调补，身体恢复会较慢；如果适当应用一些具有补益作用的膏方，将促进其早日康复。

产妇由于分娩时屏气失血，消耗较多的体力和气血，常出现头晕乏力、腰酸腿软、四肢无力、心悸心慌、苔薄、舌淡、脉细弱等气血虚弱、肾气不足的症状，故有"产后百节空虚"的说法，加上母乳喂养，产妇气血更虚。此外，产后胞宫恶露容易瘀滞，又有瘀血内阻的一面。因此，产后有"多虚多瘀"的特点。应随症随人辨其虚实，不得认为产后气血大亏就一概予以大补，应该针对虚证或虚中夹实证而有所不同。一般应在产后恶露已净、无腹痛的情况下服用膏方，此时气血大亏，百节空虚，腠理不实，卫表不固，摄生稍有不慎，百病乃生。而瘀血内阻实证者，暂不适宜服用膏方。根据亡血伤津、瘀血内阻、多虚多瘀的特点，本着"勿拘于产后，勿忘产后"的原则，结合病情用膏方进行调补，将有助于产妇恢复元气。在选用膏方时，原则上以大补气血为主，但其用药须防滞邪、助邪之弊。产后多瘀，当使活血行瘀之法，然产后之活血化瘀，又须佐以养血，使祛邪而不伤正，化瘀而不伤血。针对产妇全身情况，分辨虚实，虚则宜补，实则宜攻，不能一概大补，导致助邪留瘀。

四、特殊人群

《灵枢·天年》提到，五十岁肝气始衰，六十岁心气始衰，七十岁脾气衰，八十岁肺气衰，九十岁肾气衰。说明人体的各种功能，都将随着年龄的增长而趋向衰退，脏腑功能衰退，阴阳气血不足，抗病能力下降，则出现头晕眼花、耳鸣耳聋、齿摇发落、腰腹酸楚、失眠健忘、气短懒言、神疲乏力等虚弱症状，这些都是老年虚证的表现。用膏方进补调理，有助于恢复脏腑功能，调补阴阳气血的不足，延缓衰老，减少老年病的发生，改善心脑血管功能，提高生活质量，所以老年人服用膏方非常合适。

儿童正在生长发育阶段，无论解剖、生理、病理，还是免疫等方面，都和成人有显著差异。儿童的机体既有发育未成熟而较柔弱的一面，又有生机蓬勃、发育迅速的一面。中医学把儿童的这种生理特点称之为"稚阴稚阳"和"纯阳之体"。基于儿童生理上有上述特点，所以儿童对疾病的抵抗力较差。气候变化时，衣服穿着稍有不慎，就容易外感咳嗽；饮食稍有不当，就会伤及脾胃；治疗稍有出入，疾病就会迅速转化，而经过适当治疗，又容易好转，很快恢复健康。对小儿的这些特点，宋代儿科学家钱乙曾总结为"脏腑柔弱，易虚易实，易寒易热"。小儿既然有虚有实，就应该进行调治。膏方作为中药剂型之一，口感好，容易被儿童接受，所以需要进行调治的儿童是可以服用膏方的。如用补益肺气的膏方增强体质，可以提高抗病能力；用益气健脾的膏方调理脾胃，可以增进食欲，帮助消化；也可以用一些补肾的膏方来弥补先天不足。不过，应根据儿童的生理、病理特点，根据虚之所在，合理用药，不能与成人同等对待。儿童脏气清灵，绝对不能盲目滥补，用药要轻灵。使用药味平和而不滋腻之品，如太子参、参须、蜂蜜、山药、大枣、莲子、黄芪等。药性猛烈或滋腻之品，反而会伤及胃气，克伐生机。此外，儿童也不宜长期进补，当病证基本恢复，没有明显症状时，就应停用膏方，以防止体内出现阴阳偏差，反而影响生长发育。

青少年处于生长发育的旺盛时期，朝气蓬勃，精力充沛，即使患病也恢复较快，所以一般可以不服用膏方。如果平时体质较为虚弱，常易患病；或大病后体质亏耗，一时未曾恢复；或手淫频繁，身体渐虚；或学习紧张，用脑过度，耗伤心血等，可以通过服用膏方来调养身体。但是，青少年服用膏方应在医师的指导下合理选择，不应任意购服。一般来说，青少年体质大多比较单一，病证程度也较轻，进补后较易见效。因而在选择补品时以性质较为平和之品为宜，不能盲目地滥补，否则不但达不到疗效，反而会产生口干、便秘、流鼻血、遗精等不良现象。

　　孕妇妊娠期间，由于孕血养胎，会出现气血相对不足的现象，如果不能保证营养物质的需求，会使不足的情况更加明显，如小腿抽筋等。有些孕妇在妊娠早期反应较重，影响进食，更影响到气血的化生。这时及时进行调补，不仅是孕妇本身的需要，也是胎儿健康生长的需要，也可以为分娩做储备。膏方作为补剂的常用剂型，同样可以在妇女妊娠期间发挥作用。孕妇的恶阻现象大多是脾胃虚弱、胃气不和或肝血不足所致，宜用健脾和胃、养血柔肝的补益药物配合和胃止呕的药物，制膏服用；妊娠期间有胎动不安者，可以用有益气养血、固肾安胎作用的中药制膏服用；孕妇出现小腿抽筋等现象，可以用养血柔筋的白芍、熟地、枸杞子、木瓜、当归、炙甘草等做成膏方服用。有人担心孕妇进补会使生产困难，这是没有道理的。但值得一提的是，孕妇服用膏方应在医生的指导下进行，从少量开始，不宜过多，否则会影响脾胃功能；还应注意避免使用某些具有滑胎、堕胎性质的药物，以免造成流产。

第三章　膏方组方原则

一、膏方组成

普通的膏方一般由中药饮片、参茸等细料、胶类，以及辅料如糖类、食品等部分组成。

（一）中药饮片

临床医师遵循中医理论，通过望、闻、问、切四诊获得临床资料，经过辨证分析后，因人、因地、因时而异，给出处方中的药物组成及其剂量。

配制膏方的药物应根据临床辨证，或用补益药，或用祛邪药，或用气分药，或用血分药，但要以证候为依据，切忌滥补。药味多在二三十味以上；每剂膏方的总量可按汤剂处方10：1或14：1的比例估算，才能够满足一料膏滋药服用时间的剂量。通常情况下，其总量应控制在3000~5000克，配伍时应避免因药味或药量不足而造成功效难求；但是亦不可盲目追求处方大而全，使品种过多，药味超量，造成不能中病、浪费药品的情况。

（二）细料类

细料类药常用人参、西洋参、红参、朝鲜参或野山参等参类药物以及其他贵重药，如羚羊角、鹿茸、紫河车、蛤蚧等，还有琥珀等贵重矿物药，藏红花、川贝母、三七等贵重植物药，冬虫夏草、灵芝等贵重菌藻类。

在制膏时，大部分细料可以在收膏时直接加入，或者采用另炖、另煎、烊冲、兑入等方式单独处理，以达到充分发挥药物功效的目的，一般不与饮片入汤共煎，因为细贵药材用量较少，与其他药材共煎时，其有效成分极易被数量众多的饮片药渣吸去。膏方的细贵药材并非多多益善，而要随需要而选用，切勿多用、滥用。

（三）胶类

在膏方药加工中常加入阿胶、龟甲胶、鳖甲胶、鹿角胶等动物胶类，称荤膏，它们不仅是补益药的重要组成部分，而且有助于膏滋制剂的固定成形。

选用胶类药物时，首先要明确药物的各自功效，其次是根据患者实际情况辨证选用，如欲补肾阳、填肾精当选鹿角胶，滋补阴血当选阿胶，养阴清热则选鳖甲胶与龟甲胶。一剂膏方中胶类药物的配量一般为 300～500 克，可以单用，也可以数胶合用。一些低糖或不加糖的膏方，可适当增加胶类药，以保证中药收膏成形。

在使用胶类药物时，一般采用黄酒浸泡，这样不但可以解除各种动物胶的腥膻味，而且还能加强其在人体内的消化和吸收。

（四）辅料

冰糖、白糖、饴糖、蜂蜜是膏方加工中常用的矫味剂。冰糖具有补中益气、和胃润肺、止咳化痰的功效；白糖能润肺生津、补中缓急；红糖具有益气补血、健脾暖胃、缓中止痛、活血化瘀的功效；饴糖有缓中补虚、生津润燥的功效；蜂蜜能调补脾胃、缓急止痛、润肺止咳、润肠通便、润肤生肌、解毒。在开具膏方时，可以根据各自的功效与患者的实际情况而选用。膏方配伍糖不仅能掩盖药物的苦味，使膏滋便于服用；同时糖类也有助于膏滋制剂固定成形。

一般膏剂中，糖的用量为 250～1000 克，在膏方制作前，应按照糖的种类和质量加适量的水炼制，使糖的晶粒熔融，去除水分，净化杂质，并杀死微生物。

对于糖尿病患者，一般不选用糖类，可以选用适当的甜味剂如木糖醇来代替，既达到矫味的效果，又不升高血糖。

二、组方原则

（一）一般原则

一般处方原则即君臣佐使原则。"君臣佐使"最早见于《黄帝内经》，《素问·至真要大论》说："主病之谓君，佐君者谓臣，应臣之谓使。非上、中、下三品之谓也。"《素问》中只有君、臣、使的定义，而无"佐药"的定义，后代医家屡有阐发，君臣佐使的概念才得以完善，如明代何瑭《医学管见》中载："大抵药之治病，各有所主，主治者，君也；辅治者，臣也；与君相反而相助者，佐也；引经及引治病之药至于病所者，使也。"

君药，指针对主病或主证起主要治疗作用的药物。元代李东垣云："主病为君。"明代张景岳云："主病者，对证之要药也，故谓之君，君者，味数少而分量重，赖之以为主也。"膏方可有 3~5 味君药。

臣药，指用于辅助君药加强治疗作用的药物。君药与臣药是处方的主要组成部分，君药可以发挥统帅作用，而臣药可匡君药、帮助君药发挥专一而主要的作用。组方中一般为 5~7 味。

佐药，有三种意义：①佐助药，指协助君药以治疗兼证的药物，如李东垣云："主病为君……兼见何证，以佐使药分治之。"②佐制药，指制约君药、臣药的峻烈之性，或减轻与消除君药、臣药毒性的药物。③反佐药，指与君药药性相反而又能在治疗作用中起相成作用的药物。如《医学管见》载："与君相反相助者佐也。"《医碥》载："也有纯寒于热剂中少加寒品，纯热于寒剂中少加热药者，此则各为反佐。"佐药药味根据处方需要而设，一般 8~15 味。

使药，有两种意义：①引经药，是引方中诸药至病所的药物，如清代吴鞠通云："药之有引经，如人之不识路径者用向导。"②调和药，是调和方中诸药性味的药物，如清代黄宫绣云："甘草能调和诸药不争。"膏方中使药一般选 3~7 味。

在一张膏方处方中，有君药、臣药、佐药、使药之分，主要是以药物在方中所起的作用为依据，至于每一方中君、臣、佐、使是否全备、具体药味的多少，须视病情和治疗的需要，以及所选药物的功用而定。

（二）特有原则

1. 调整阴阳，以平为期

人体健康与否，决定于阴阳是否调和，如《素问·生气通天论》所载"阴平阳秘，精神乃治"。如果人体阴阳失去平衡，就会表现出各种症状，如"阳盛则热，阴盛则寒""阳盛则外热，阴盛则内寒""阴虚生内热，阳虚生外寒"。阴阳失调不仅是疾病产生的原因，也是人体衰老的根源，其治疗原则为调整阴阳，以平为期，纠正人体的阴阳失衡状态，正如《素问·至真要大论》所云："谨察阴阳所在而调之，以平为期。"

膏方针对个体患者的阴阳盛衰情况，采取补其不足、泻其有余的方式，使阴阳偏盛偏衰状态得到纠正，恢复其相对平衡，体现出"寒者热之，热者寒之，实者泻之，虚者补之"等治疗原则。善补阳者，必于阴中求阳，则阳得阴助而生化无穷；善补阴者，必于阳中求阴，则阴得阳升而泉源不竭，借药性之偏来纠正人体阴阳之偏。

2. 扶正祛邪，攻补兼施

某些慢性疾病常表现为以虚损为主导，同时夹杂标实的证候，也多因虚而起，所以非标本兼治而不能去，宜扶正祛邪兼用，使邪去正安，正盛邪去，正其治法。如果拘泥于膏方为补剂，大量施以补益之品，全不顾其标中之邪实，则邪势日盛，消蚀正气，则补剂之功尚未见，而正气之损则日益甚，更有补益滋腻之品与邪相恋，全不能奏补养之功。故标本当共治，实如"补正必兼泻邪，邪去则补自得力"。近代名家秦伯未先生言："膏方非单纯补剂，乃是含救偏却病之义。"

祛邪者，祛除体内之邪也。膏方可以用来祛除内生五邪、食积及水湿痰饮、瘀血等病理产物。内热者，当根据热邪虚实、盛衰、兼夹、是否动血及药物性味归经、功能等选用。如实热者，上焦热重加黄芩，中焦热重加黄连，下焦热重加黄柏；虚热者选青蒿、玄参、银柴胡、鳖甲、龟甲；热盛成毒者，选蒲公英、金银花、连翘、紫花地丁、石膏等；热盛动血选生地、赤芍、玄参、牡丹皮等；热盛伤阴津者，选生地、玄参、天花粉、知母等；热兼湿者，选黄芩、黄连、黄柏、龙胆草、淡竹叶、金钱草、虎杖等。内湿主要与脾胃功能失调有关，而湿浊内蕴中焦，反过来又会影响脾胃运化水谷的功能，故其治当以运化脾胃为主，可选用芳香醒脾和胃之药如藿香、佩兰、砂仁等，脾胃虚弱者可配党参、茯苓、白术、山药等补脾健胃药；湿阻气滞者，则伍以陈皮、橘络、香附、苏梗等理气药；寒湿中阻者，则伍以干姜、高良姜、小茴香、附子等温中药；里湿化热则伍以清热燥湿之黄芩、黄连、黄柏、金钱草、海金沙等。内湿进一步发展，可积为水，治当以肺、脾、肾入手，因脾主湿、肾为水脏、肺通调水道，如脾虚则湿，肾虚则水泛，肺失宣肃则水津不布。膏方所治内风之症，多为肝风内动之证，如头晕耳鸣、头胀头痛等，可选天麻钩藤饮。祛痰当以半夏为主，并根据痰的性质配以他药，如热痰合黄芩、桑白皮、蒲公英、金银花等，湿痰合陈皮、半夏、厚朴、茯苓等，风痰合天南星等，燥痰合沙参、麦冬、紫菀、杏仁等，寒痰合桂枝、细辛、附子等。气滞者，宜行气，主要从肝、脾、胃等脏腑入手，柴胡、香附、青皮、郁金、陈皮、厚朴、木香、枳壳、砂仁等可选；气逆者，宜降气，多从肺、胃等脏腑入手，紫苏子、杏仁、半夏、款冬花、紫菀、丁香、旋覆花、代赭石等可选。血瘀者，根据血瘀病情之轻重而选用适当的活血化瘀药，如病情轻者，常可选用药力平和的活血化瘀药，如丹参、赤芍、当归、牡丹皮、益母草、泽兰等；病情稍重者，可选用活血祛瘀之力较强者，如三棱、莪术、桃仁、红花、大黄等；病情重者，必赖蜈蚣、全蝎、土鳖虫、地龙、僵蚕等虫类药通络，搜剔穿透，方能使瘀开血活，经络通畅。食积者，多由饮食不节伤及脾胃，脾失健运，则出现脘腹胀满、恶心呕吐、泄泻等症，其治疗当以健脾消食、消补兼施，当辨明所伤何食及药物的功能而选用消食药，如肉食积滞多重用山楂，而面食积滞者重用麦芽、谷芽，长期服用金石类药物而脾胃伤者重用神曲，鸡内金可广泛用于米面、薯芋、肉食等各种食滞证。

3. 燮理脏腑，重视脾胃

"阴平阳秘"是人体健康的必要条件，人体复杂的生命活动是以五脏为主体的脏腑功能的综合反映，故曰："五脏者，人之根本也。"同时脏与脏、腑与腑、脏与腑之间在生理上是相互联系的，正如《侣山堂类辨》中所云："五脏之气，皆相贯通。"故而脏腑间在病理上是相互影响的，在生理上以脏腑为中心，病理上以脏腑病变为关键，治疗上以燮理脏腑为基本原则。正如清代王清任所言："治病不明脏腑，何异于盲子夜行。"服用膏方就是通过燮理脏腑，使脏腑相生、相克等生理关系协调，脏腑功能适应外环境变化，维护其协调平衡状态，从而达到"纠偏却病"的目的。

燮理脏腑，要重视脾肾两脏。膏方常于滋腻药中配以砂仁、山楂、谷芽、麦芽消导运化；于补气药中参以陈皮、枳壳、川楝子、佛手，以免参、芪之横中；胃肠薄者，则避免使用大黄、石膏等苦寒药；养阴药中则应注意生地、玄参等易引起腹泻的药物，再加入茯苓、白扁豆、益智仁等药健脾益胃，则无大碍。考虑脾胃升降关系及喜恶，脾主升、胃主降，脾易升则健，胃易降则和；脾喜燥而恶湿，喜温而恶寒，胃则与之相反，故临证时既重视脾气，又重视胃阴，将补益脾气与滋养胃阴有机结合起来，力求补脾气而不伤胃阴，养胃阴又不碍脾气，可选异功散、六君子汤等方滋胃阴。

《景岳全书·本草正》中共收录药物300味，其中有40味补肾药，占收录药物的13%以上，明确记载有补命门的药物，主要以补肾阳为主，偏重于益火壮阳，如仙灵脾、补骨脂、益智仁、蛇床子、五味子、肉桂、硫黄、大茴香、小茴香、韭菜子等，为补肾中之火，阳中之阳；助肾阳以补肾阴的药物，如菟丝子、附子、骨碎补、沉香、杜仲、鹿茸、萆薢等；助肾阳、填肾精的药物，如黄精、玄参、地黄、牛膝、当归、何首乌、龟甲胶、阿胶等偏向于阴中之阴。这种按肾阳、肾阴细分为阳中之阳、阳中之阴、阴中之阳、阴中之阴等将补肾药分类，确实能为临床选药提供理论指导。

4. 调和气血，而致平和

调和气血要考虑以下几个方面：一是气血各自的属性、生理功能特点：气属阳，主动，主温煦；血属阴，主静，主濡润。明代张景岳云："气属阳而无形，血属阴而有形。"二是气与阴的关系：气与阴不可须臾相离，此乃阴阳互根之故也。"盖气者血之帅也，气行则血行，气止则血止，气温则血滑，气寒则胶凝。气有一息之不运，则血有一息之不行。"三是就气血而言，两者均来源于脾胃生化的水谷精微和肾中精气。《诸病源候论》云："脾胃为水谷之海，水谷之精化为气血，润养身体。"清代张志聪云："血气皆始于肾。"四是要考虑调畅气机：主要从脾胃肝等脏腑入手，处理好静药与动药之间的关系，使补而不滞。

气虚者以补气为主，兼以补血；血虚者以补血为主，兼以补气；气血两虚者，气血双补。更需要参以理气活血之法，以调整脏腑功能，使人体气机畅通，血脉通利，升降有权，出入有序。理气药用如橘络、香附、川楝子、广郁金、栀子、枳壳、木香、佛手、青皮、陈皮等，活血药用如丹参、赤芍、桃仁、红花、三棱、莪术等。若兼痰者，可再加半夏、天南星、昆布、海藻、浙贝母等；兼湿阻者，配苍术、白术、薏苡仁、茯苓等健脾化湿药。

5. 动静相宜，升降有序

升降出入，无器不有。人身神机不灭，是因气机不息，上升则地气化生万物，下降则天气甘霖众生；出则吐故，入则纳新；动则运行周身，静则守中而神藏，而贵在升降有序，出入平衡，动静相宜。升降出入运动是脏腑生理功能得以进行的根本。同时五脏各有其气，发挥其生理功能，故而处方时要考虑各脏器的生理特性及药物性升性降、主动主静之关系，正确处理动静药的配伍运用。

从药性而言，凡属能通、能散、能吐、能行、能化、能开、质轻善升的药都属动药；凡能收、能敛、能养、能滋、能涩、质重善降的药物都属静药。

从脏腑而言，入肾经以下，药宜重；入肺经，药宜轻。脾胃属中焦，为升降之极，如斡旋有序，气机得以扩展；若升降失司，气行不通则滞，滞则气壅中脘而变生诸病，因此开具膏方时尤宜平调升降，使中焦气机升降有序，则清阳升浊阴降。肝主左升，肺主右降，两者相互配合，可以协助中焦气机升降，因此要佐以入肝经升发肝气的柴胡，入肺经降肺气的半夏、紫菀等药。

从治法而言，欲填精养阴则宜静药，补气血则宜动药。如处方以攻逐痰饮，疏通气机，通行血脉，温阳发散为主，当酌加养阴收敛、重镇之品，以防升散太过或被劫其阴津；而以填精补肾，滋阴养血，补气培元为主，也当稍佐理气行血，通利经脉之剂，而防滋腻不化，气滞不行，反生胀满不适。

6. 寒热并用，反佐功成

《黄帝内经》言："寒者热之，热者寒之。"此为大法，然而临床处方是在应用层面解决具体的问题，既要遵循理念，又要考虑实际情况，如有些病人明是阳虚之体，进数剂温药，却觉身烦热、口干燥，甚则鼻衄、口疮。如果见阴寒就投一派温热，则易动龙雷之火；见阳热则投一派寒凉，则脾胃生化之气被伐。

现代膏方以补益为主，而补益药尤其是补气补阳药物以性偏温热为主，故需加用适量药性偏于寒凉的药物以监制其温热之性，使整料膏方中寒热药性趋于平衡；而补阴补血药物则以性偏寒凉者居多，如不反佐温热药，则脾胃因寒受损而运化不利，脏腑失于所养，又容易被病邪内侵。因此膏方处方要注意药性偏颇，方能疗疾纠偏。

四、膏方组成特点

中医治疗疾病讲究辨证论治，膏方应用也必须遵循这一原则特点。具体而言，膏方有以下特点：

（1）处方显现出的辨证论治特点更加鲜明，所针对的个体观念更加突出。

（2）膏方组成中君、臣、佐、使药条目清晰，排列有序。

（3）组方的药物偏多，一般在 20～40 味之间，相当于汤剂的 2～3 倍，而每味药的用量在 200～300 克之间，一料膏方药物用量是汤剂处方用量的 10～20 倍。

五、膏方辨证论治

（一）辨证

1. 辨病因

中医病因学一般根据病因的发展途径、形成过程，将病因分为外感病因、内伤病因、病理产物形成的病因及其他四大类。"审证求因"是以病因作用于人体后的临床表现为依据，从整体观念出发，综合分析名医秦伯未提出的"十四纲要与辨证"，将"十四纲要"，即风、寒、暑、湿、燥、火、疫、痰、食、虫、精、神、气、血作为病因辨证的纲领。十四种病因辨析在临床上更容易掌握，达到有理有法、有方有药的目的。

2. 辨病位

辨病位就是要辨别疾病的部位，是认识疾病最基本的步骤，常用的方法是内伤病用脏腑辨证，外感病用六

经辨证、卫气营血辨证及三焦辨证等方法。在膏方处方
的组织中，最重要且最常用的是脏腑辨证，能够较为准
确的辨明病变的部位。由于各脏腑的生理功能不同，某
一功能失调反映于外的客观征象也不相同，因此可以根
据各脏腑不同的生理功能及病理变化来辨病症。如心主
神明，患者出现心烦、失眠、多梦、健忘、神昏等症
状，则可定位在心。在临床实践中，需要将辨病性与辨
病位有机结合起来，才能明确证型，可以按脏腑病位为
纲，再区分不同病性；也可以在辨明病性的基础上，再
根据脏腑的生理特点而确定脏腑病位。

3. 辨病性

辨病性是在中医理论指导下，对病人表现的各种症
状、体征进行分析、综合，从而确定疾病当前证候性质
的辨证方法。病性，指病理改变的性质，也就是病理变
化的本质属性，如虚实、寒热等，可采用八纲辨证作为
辨病性的主要手段。

通过辨病因、辨病位、辨病性，基本上可以获得一
个"证"，从而为论治打下坚实基础。

（二）论治

论治是根据在辨证阶段获得的病名、证名进行推
理，确定治则治法，选择合适的方药过程，主要包括立
法、选方、用药三步骤。立法，主要分为两个层面：一

是确定治疗原则，如扶正祛邪；二是确立具体治法，具体治法必须与治疗原则相结合。选方，广义地讲是选取治疗方法，包括药物疗法和非药物疗法；狭义地讲是根据治法而选择的中药方剂，如膏方。用药，即选用组方中的药物。

（三）大方加减

药味的加减变化是方剂组成变化中最常见的形式，就是通过方剂中药物的增减变化，以改变方剂的配伍关系，从而调整方剂的功用和主治。

临床可以考虑运用膏方成方，复杂病情可以结合病情综合多种成方加减应用，其基础是方证对应理论。"方证对应"也称"方证相对""方证相应"或"方证相关"，是指方剂的主治与人体所表现出来的主要病证或病机相对应，方证对应理论与实践发端于张仲景的《伤寒杂病论》，后经历代医家的丰富发展，成为中医学辨证论治的基本原理之一。

（四）小方组合

根据《黄帝内经》对组方原则的论述及后世医家的认识，方剂药味数在四味以下者，定为小方。这些小方是历代医家多年反复实践的结果，对疾病的治疗有鲜明的针对性及显著疗效，也可以作为大方、复方的基本构成，如八珍汤是由四物汤合四君子汤而成。

合方也是组方的方法之一，如果证与多首方契合时，可根据病证与治法的需要，依据合方原则，将数首方剂合成一首方剂。如患者属脾肾两虚证时，可以用六君子汤合六味地黄丸化裁。

总之，膏方的配伍，既要遵循一定的原则，也要结合多方面的因素，在选择药物、酌定剂量等方面，参考病人的体质强弱、性别差异、年龄大小、气候变化、土地方宜等情况，予以灵活化裁。在临证时，只有灵活应用配伍原则，使方药与病证完全吻合，才能做到"师其法而不泥其方"，达到预期的疗效。

第四章　膏方制作方法

一、熬膏法

中医膏方的制作经过浸泡、煎煮、浓缩、收膏、存放等几道工序，并应设置工艺查证点和监控点以确保制备的全过程处于监控之下。

1. 浸泡

将调好的药物根据其性质的不同分别置于有盖的容器内浸泡、煎煮，如先煎、后入、分冲等，特别是贵重、细料药物及胶类药更要另锅浸泡。把其他药物全部放洁净的容器内，加适量的水浸润药料，令其充分吸收膨胀，然后再加水高出药面 10 厘米左右，浸泡 12 小时。煎药容器一般以砂锅最佳，也可用铜锅、不锈钢锅或搪瓷锅，但不可用铁锅、铝锅，以免引起化学反应。但由于砂锅体积小、易破裂，所以临床常用不锈钢锅，其性质稳定、不易破损、易清洁。

2. 煎煮

把浸泡后的药料上火煎煮。先用大火煮沸，再用小火煮 1 小时左右，最后转为微大，以沸为度，即可用纱布过滤出头道药汁。再加清水浸润原来药渣后上火煎煮，煎法同前，此为二煎。待至第三煎时，气味已淡薄，滤净药汁后即将药渣倒弃（如药汁尚浓时，还可再煎一次）。将前三煎所得的药汁混合一处，静置后再沉淀过滤，以药渣愈少愈佳。毒性中药和矿物类、贝壳类、极个别动物类中药，为降低毒性或提高有效成方的溶出，均应先煎半个小时后再与其他中药共煎。贵重中药（未注明研细粉）和经长时间煎煮易降低药效的中药，应单独煎取适量药液，备用，药渣再与其他药物共煎，保证疗效，以免浪费。细小种子类，含有毛茸或黏液类或丸、散等中药，均应装入纱布袋内与其他药材共煎，以防止煎煮结底或漂浮或毛茸对人体的刺激。胶类中药应加适量水或黄酒隔水炖（烊）化，备用；也可打成细粉，收膏时均匀加入。无机盐类中药应在浓缩时加入溶化。贵重中药或医嘱要求研粉的中药，应研细粉，过 100 目筛，备用。

3. 浓缩

将滤净的药汁倒入锅中浓缩，可以先用大火煎熬，加速水分蒸发，并随时去浮沫，让药汁慢慢变稠厚，再改用小火进一步浓缩，此时应不断搅拌，因为药汁转厚时极易粘底烧焦。搅拌到药汁滴在纸上不散开为度，此时方可暂停煎熬，这就是经过浓缩而成的清膏。

4. 收膏

把蒸烊化开的胶类药与糖（以冰糖和蜂蜜为佳）倒入清膏中，放在小火上慢慢熬炼，不断用铲搅拌，直至能搅成旗或滴水成珠（将膏汁滴入水中凝结成珠而不散）即可。另外要注意，在收膏的同时，可以放入准备好的药末（如鹿茸粉、人参粉、珍珠粉、琥珀粉、紫河车粉），药末要极细，在膏中充分搅匀。可根据要求放入胡桃肉、龙眼肉、红枣肉等，一起煎煮时取汁，在收膏时一起放入可充分发挥其作用。

收膏标准：用竹片从锅内提起膏体，见膏滋向下滴成三角形，即"挂旗"。要是旗下有滴珠，提示水分尚多，仍须再熬。而"挂旗"大，说明膏滋熬得偏老，适于在暖冬服用；"挂旗"小，说明膏滋熬得偏嫩，适宜寒冬服用。

5. 存放

膏方的制作工艺固然重要，同时膏方的收藏也是重要的一环。如收膏不妥，极易发霉变质，影响药效。一般存放膏方的容器以瓷罐为宜，一料膏方通常可服用4~8周，所以放置的环境以阴凉干燥为好。如避光之处或冰箱内，因膏方中糖分含量高，且其中还含有动物蛋白等，温度高容易变质发霉。如遇冬令气温连日回升，可隔水高温蒸化，启盖后完全冷却，然后将盖子盖好，防止水蒸气落在膏面上产生霉点，影响治疗效果。现在有封膏机，可将膏封成20~30g一袋，每次1袋，每日2次，服用、保存较方便。

二、蒸膏法

蒸膏法也是常用的一种方法，比如固元膏就是用这种方法加工制成。首先将各种物料粉碎成细粉，再倒入黄酒，搅拌均匀后，放入盆中，盖好盖子，然后再放入大锅内，隔水蒸。先用大火蒸15分钟，然后再用小火蒸1.5小时，完全蒸透即可。待放冷后，放入洁净、干燥的大瓶子中。如果做的量多可以分瓶装，正在吃的那一瓶就放在外面，其余的保存在冰箱里。因为是用酒搅拌均匀蒸熟的，所以冷藏保存一年都不会坏。舀的时候勺子上不能有水，补品遇水容易发霉。

三、中药颗粒制膏法

膏方的传统做法十分烦琐，首先将药材浸泡，然后三次煎煮取汁，沉淀后反复过滤，最后才煎煮浓缩成稠膏状，整个制膏过程需十几个小时。现代科学技术的发展，将传统中药饮片发展为单味中药配方颗粒，又称免煎中药饮片，是以传统中药饮片为全料，经现代制药技术提取、浓缩、分离、干燥、制粒、包装精制而成的纯中药产品，因此它既保持了原中药饮片的全部特征，又具有不需煎煮、直接冲服、成分完全、携带保存方便等优点。因其避免了煎煮中药饮片的烦琐，越来越受到人们的欢迎。运用中药颗粒制剂做膏方也逐渐走到人们的面前，其常用制备方法如下：

1. 备料

按处方准备相应品种、剂量的中药配方颗粒、细料、辅料。

2. 溶解

将所有的中药配方颗粒（一般净重 500 克左右，相当于生药 2500 ~ 4000 克）倒入不锈钢容器中，先倒少量温开水溶解润透，再加入 2000 ~ 2500 毫升开水，边倒水边搅至颗粒溶解均匀。如用糖收膏则需用 2500 毫升水，用蜂蜜收膏用 2000 毫升水即可。

3. 加热

将中药配方颗粒放置文火上加热至沸。如用阿胶、龟甲胶之类可加入烊化。

4. 加细料

加入所需细料，如西洋参（粉）等。

5. 加糖（或加蜂蜜）

一般加糖（或蜂蜜）300~500克。

6. 收膏

加糖（或蜂蜜）后必须边熬边搅，防止粘锅，至膏体黏稠、均匀清亮，收膏完成，一般得膏2000毫升左右。装入适量的瓷罐中，置阴凉干燥处或冰箱内贮藏。

四、膏方制备中的常见问题及解决办法

1. 焦化

焦化现象的出现有两个原因：一是在药材煎煮过程中出现，这是由于浸泡时间不够，药材没有充分吸收水分，在煎煮过程中继续吸收水分，造成焦化现象。药材没有浸透，不仅易出现焦化现象，而且也不利于药材有效成分的析出，影响膏方的疗效。操作人员要严格按照膏方的操作规定进行操作，药材要充分浸泡，并在药材煎煮前加入足量的水，一般水量要超过药面15厘米，煎煮过程中应及时搅拌。另一个出现焦化现象的原因是由于浓缩过程中药液不断蒸发，药液含水量减少，此时极易出现焦化现象。要注意煎煮完成过滤药渣时，一定要保证药液中药渣去除干净（使用四层纱布过滤），否

则药渣残留在药液中浓缩时容易沉底，易被焦化；还要注意浓缩时及时搅拌药液，特别是浓缩后期更要不断搅拌，以防焦化。

2. 返砂

煎膏置放日久后易产生糖与药汁分离，或出现颗粒状析出的现象，习称"返砂"。解决问题的关键是所用的糖一定要炒透（我们采取的标准是糖溶化呈老黄色），如不炒透，就易使煎成的膏滋出现"返砂"现象。

3. 发霉

膏方在贮存的过程中容易发霉变质，影响药效，要注意以下几点：第一，存放膏方的容器以瓷罐为宜，放置的环境以阴凉干燥为佳，如避阳之处或冰箱内；因膏方糖分含量高，且其中还含有动物蛋白的荤类药，温度高则易变质变霉。第二，煎膏时所用的炼蜜要炼至蜜中水分大部分蒸发后过滤去除杂质，否则蜜中含有水分与杂质，极易被微生物污染，产生发霉现象。第三，收膏时一定要以滴水成珠为度，若膏中含水量过高则易发霉。第四，收膏后注意凉膏，待膏滋完全冷却后再将盖子盖好，防止水蒸气落在膏面上产生霉点。第五，存放膏方瓷罐应在使用前及时做好消毒，不能尚未使用先消毒，搁置时间过久也会引起霉变现象。消毒好的瓷罐应及时干燥后置密闭容器内保存，不要暴露于空气中。

4. 收膏和矫味药物的应用

处方饮片中使用的根、茎、实、子、花类的中药要完全干净，尽量少用叶、全草或质轻体松、灰沙多的中药；膏方中不宜使用药性猛烈、峻下、毒性作用明显、苦涩味大、有臭味的药物，以免刺激胃肠，引起恶心反应。

5. 妊娠禁忌

妊娠期间，容易造成滑胎、堕胎的药物都要禁用或慎用，以免造成不良后果。

6. 十八反、十九畏

膏方中非特殊情况，尽量不要使用十八反和十九畏的药物。

第五章　膏方注意事项

一、开路方

一部分人服用膏方前，需先服"开路方"，调理好胃肠，药物才能被更好地吸收。有些人脾胃运化功能较差，临床常见舌苔厚腻、没有食欲、胸胁痞闷等症，此时服用膏方，不但影响对膏方的消化吸收，而且会加重脾胃负担，出现各种不适症状。因此，该类人群正式服用膏方前，医生一般会辨证地开出一些运脾健胃、理气化湿的中药，以改善其脾胃功能，为膏方的消化吸收创造有利的条件。这些中药先膏方而行，因此被形象地称为"开路方"。

"开路方"的另一个作用是通过试探性的调补，然后观察病人服药后的反应，为医生开具调补对路的膏方做好准备。"开路方"一般以医生根据症状开出的汤剂最有针对性，通常提前 2～3 周服用。除汤剂外，也可在医生指导下服用一些中成药，如藿香正气片、香砂六君丸、参苓白术片、健脾丸等作为"开路方"。对于脾胃功能正常的人，不强调必须服用"开路方"，可以直接服用膏方，做到及时进补。

二、服用季节

中医进补四季皆宜，但服用膏方则多以冬季为宜，人们习惯称膏方为冬令膏方。人生活在自然界中，必须顺应"春生、夏长、秋收、冬藏"的自然规律，《素问·四气调神大论》指出：冬三月，此谓闭藏。这就是说，冬季三个月是万物生机潜伏的季节，是补充和收藏的季节。冬季养精蓄锐，可使肾精充沛，来年体质增强、思维敏捷，在民间也有"冬令一进补，春天可打虎"的说法。加之膏方多含滋腻补药，热天服用不宜消化吸收，服用时间又长，膏方保存也不方便，特别是气温升高时，膏方容易变质，因此冬季就成为膏方进补的最理想季节。但随着贮存条件的改善，冰箱存放解决了膏方容易变质的难题，所以一些攻补兼施的膏剂一年四季均可使用。

三、服用禁忌

为提高疗效，服用膏方期间病人要忌食某些食物，如服人参膏时忌服萝卜，服首乌膏时忌猪血、羊血及铁剂等。针对不同体质，在膏方服用时也有不同忌口，如阴虚体质者，要忌食辛辣之品，如狗肉、牛肉等，烹调时少放葱、姜、蒜、海鲜类发物等。在服用膏方时，尤其是甲状腺功能亢进者，有不少表现为阴虚火旺的症状，在服用滋阴降火药时，食用海鲜尤为火上浇油；还要忌食一些不易消化的食物，因为患者消化功能薄弱，不易吸收，又因为阴虚常出现大便秘结，此时可加些润肠之品。如果是阳虚体质者，切忌滥用补肾阳之品，如鹿鞭、牛鞭等，应注意观察有无虚火的证候，否则易助火动血，产生变证；寒性食品更要慎用，尤其夏天更要注意，不能图一时口快，而损伤阳气。总之，要根据体质因素适当注意生活饮食，以平和为期。

四、不良反应的处理

1. 脾胃不和

膏方多有滋补之腻，服用时可能会出现滋腻呆胃，导致纳食减少，不思饮食，腹部胀满，口臭，口苦，舌苔厚腻等症。这些不良反应可在刚开始服用膏方的几天出现，或在服用期间出现。避免这种情况，首先要在服用开路方时注意，要尽可能祛除湿浊，调整好肠胃功能。如出现以上不良症状，可先暂停服用或改服 1～2 周理气开胃、消食导滞药后，再少量服用膏方，而后慢慢增加。也可以在膏方中稍佐一些消化护胃之品。

2. 原有的慢性疾病急性发作

根据病情暂停膏方或减量服用。呼吸系统疾病如支气管扩张患者出现咳嗽、咳痰加重，甚至咯血，应暂停服用膏方，先用中药治疗，如合并感染可使用抗生素治疗，待病情稳定后，再少量服用。哮喘患者急性发作，加用解痉平喘药物控制，不需停服膏方。原有心脑血管疾病患者出现急性脑梗死、急性冠脉综合征等建议暂停膏方，疾病稳定后再服用。糖尿病患者，血糖升高，建议寻找原因，如与膏方无关，可在专科医生指导下调整降糖药物，并增加运动。

3. 实热内盛表现

若出现齿痛口苦、鼻衄、面部升火、热性疮疡、红肿热痛、大便秘结等实热内盛表现，暂停服用膏方，先用中药调理，稳定后可继续服用。或者将清热泻火、解毒通腑药煎好后放入膏方中一起服用。

4. 皮肤瘙痒

皮肤瘙痒与温热、血虚、风邪等因素有关，此时暂停服用膏方，针对病因进行治疗后，再服用膏方。如膏方中有药物引起过敏，建议停服膏方。

5. 异常出汗

膏方中含有补气温阳的药物，可导致服用后汗出明显、自汗或盗汗，建议暂停或减量服用膏方。

第六章　膏方常用药物

一、常用补益类药材

1. 补气药

人参

【性味归经】甘、微苦，平。归脾、肺、心经。

【功效】大补元气，固脱生津，安神。

【主治】治劳伤虚损，食少，倦怠，反胃吐食，大便滑泄，虚咳喘促，自汗暴脱，惊悸，健忘，眩晕头痛，阳痿，尿频，妇女崩漏，小儿慢惊及久虚不复，一切气血津液不足之证。

西洋参

【性味归经】甘、微苦，凉。归心、肺、肾经。

【功效】补气养阴，清火生津。

【主治】气虚阴亏之内热，咳喘痰血，虚热烦倦，消渴，口燥咽干等症。

党参

【性味归经】甘、微酸，平。归脾、肺经。

【功效】补中益气，健脾益肺。

【主治】脾肺虚弱之气短心悸，食少便溏，虚喘咳嗽，内热消渴；中气不足，症见体虚倦怠、食少便溏等；气虚不能生血，或血虚无以化气，而见面色苍白或痿黄、乏力、头晕之症。

太子参

【性味归经】甘、微苦，平。归脾、肺经。

【功效】补气生津，健脾润肺。

【主治】脾气虚弱，胃阴不足的食少倦怠；能益脾气，养肺阴，治气虚津伤的肺虚燥咳及心悸不眠，虚热多汗；还可益气生津，治气虚肺燥咳嗽。

黄芪

【性味归经】甘、微温。归肺、脾、肝、肾经。

【功效】补气升阳，益气固表，利水消肿，托疮生肌。

【主治】脾胃虚弱之食欲不振，食少便溏，肢倦无力，气虚下陷，内脏下垂，如脱肛、子宫脱垂、胃下垂，以及表虚自汗，阴虚盗汗。还可用于阳气不足所致的虚性水肿，疮疡久不溃破而内陷，疮疡久溃不愈。

白术

【性味归经】苦、甘，温。归脾、胃经。

【功效】健脾益气，燥湿利水，止汗，安胎。

【主治】脾胃虚弱之食少胀满，倦怠乏力，泄泻，水湿停留，痰饮，水肿，表虚自汗，以及妊娠足肿、胎动不安等。

山药

【性味归经】甘，平。归肺、脾、肾经。

【功效】益气养阴，补脾肺肾，固精止带。

【主治】脾胃虚弱之食少，体倦便溏，儿童消化不良的泄泻；妇女带下；肺虚咳喘，或肺肾两虚，久咳久喘；肾虚不固的遗精，尿频，带下清稀。还可以用于阴虚内热之口渴多饮，小便频数的消渴。

扁豆

【性味归经】甘，平。归心、肺、脾、胃经。

【功效】健脾化湿，和中消暑，解毒。

【主治】脾虚湿盛，运化失常之食少、便溏或泄泻，以及湿浊下注之白带过多等症；还可用于暑湿吐泻、食物中毒等。

甘草

【性味归经】甘，平。归心、肺、脾、胃经。

【功效】补脾益气，清热解毒，祛痰止咳，缓急止痛，调和诸药。

【主治】脾胃虚弱之倦怠乏力，心悸气短，咳嗽痰多，脘腹四肢挛急疼痛，痈肿疮毒；缓解药物毒性、烈性。

大枣

【性味归经】甘，温。归脾、胃经。

【功效】补中益气，养血安神，缓和药性。

【主治】脾虚食少便溏，疲倦乏力，血虚萎黄及妇女脏躁，神志不安等病症；还可减少烈性药的不良反应。

2. 补血药

当归

【性味归经】甘、辛，温。归肝、心、脾经。

【功效】补血，活血，调经，止痛，润肠。

【主治】血虚引起的各种疾病；亦可用于血虚兼瘀的月经不调、痛经、经闭等症；血滞或寒凝，以及跌打损伤、风湿痹阻的疼痛之证；还适用于痈疽疮疡。

熟地

【性味归经】甘，微温。归肝、肾经。

【功效】补血养阴，填精益髓。

【主治】血虚之面色萎黄，眩晕，心悸，失眠及月经不调，肝肾阴虚之腰膝酸软遗精，盗汗，耳鸣、耳聋及消渴；精血亏虚之须发早白等症。此外，熟地炭能止血，可用于崩漏等血虚出血证。

何首乌

【性味归经】苦、甘、涩，微温。归肝、肾经。

【功效】养血滋阴，润肠通便，截疟，祛风，解毒。

【主治】血虚头晕之目眩、心悸、肠燥便秘、失眠；肝肾阴虚之腰膝酸软、须发早白、耳鸣、遗精，久疟体虚；风疹瘙痒，疮痈、瘰疬、痔疮。

龙眼肉

【性味归经】甘，温。归心、脾经。

【功效】补益心脾，养血安神。

【主治】病后体虚，血虚痿黄，气血不足，心悸怔忡，健忘失眠等病症。

3. 补阴药

沙参

【性味归经】甘，微寒。归肺、胃经。

【功效】养阴清肺，益胃生津，祛痰益气。

【主治】肺阴虚的肺热燥咳，干咳少痰，或劳嗽久咳，咽干音哑；胃阴虚或热伤胃阴，津液不足的口渴咽干、舌质红绛，或胃脘隐痛、嘈杂、干呕等。

麦冬

【性味归经】甘、微苦，微寒。归心、肺、胃经。

【功效】养阴润肺，益胃生津，清心除烦。

【主治】肺阴不足而有燥热的干咳痰黏、痨嗽咯血等；胃阴虚或热伤胃阴之口渴咽干、大便燥结；心阴虚及温热病热邪扰及心营，出现的心烦不眠、舌绛而干等症。

天冬

【性味归经】甘、苦，寒。归肺、肾经。

【功效】养阴润燥，清火生津。

【主治】阴虚肺热之燥咳或痨嗽咯血；肾阴不足，阴虚火旺的潮热盗汗、遗精、内热消渴、肠燥便秘等。

石斛

【性味归经】甘，微寒。归肺、胃经。

【功效】养阴润燥，清火生津。

【主治】热病伤津之低热烦渴，阴虚之虚热不退，以及胃阴不足之证。另外，还具有补肾、养肝明目及强筋骨的作用，治疗肾虚目暗、视力减退、内障失明、肾虚痿痹、腰脚软弱等症。

玉竹

【性味归经】甘，微寒。归肺、胃经。

【功效】养阴润燥，生精止渴。

【主治】阴虚肺燥之干咳少痰、消渴、外感，养阴而不恋邪。

黄精

【性味归经】甘，平。归脾、肺、肾经。

【功效】滋阴润肺，补脾益气。

【主治】肺燥之干咳少痰，阴虚之劳嗽久咳，脾胃气虚之倦怠乏力、食欲不振、脉象虚弱，脾胃阴虚之口干食少、饮食无味、舌红无苔，肾虚精亏之头晕、腰膝酸软、须发早白及消渴等证候。

百合

【性味归经】甘，微寒。归心、肺经。

【功效】养阴润肺止咳，清心安神。

【主治】肺阴虚之燥热咳嗽及痨嗽久咳、痰中带血，热病余热未清之虚烦惊悸、失眠多梦。

枸杞子

【性味归经】甘，平。归肝、肾经。

【功效】补肝肾，明目，润肺。

【主治】肝肾不足之腰酸遗精、头晕目眩、视力减退、内障目昏、消渴，以及阴虚痨嗽。

桑葚

【性味归经】甘，寒。归肝、肾经。

【功效】滋阴补血，生津润肠。

【主治】阴血亏虚之头晕耳鸣、目暗昏花、失眠、须发早白、遗精，以及精伤口渴，内热消渴及肠燥便秘。

旱莲草

【性味归经】甘、酸，寒。归肝、肾经。

【功效】补肝肾，凉血止血。

【主治】肝肾阴虚之头目眩晕、须发早白、腰膝酸软、遗精耳鸣，阴虚内热之衄血、便血、尿血、崩漏等。

女贞子

【性味归经】甘、苦，凉。归肝、肾经。

【功效】补肝肾阴，乌须明目。

【主治】肝肾阴虚之目暗不明、视力减退、须发早白、腰酸耳鸣，以及阴虚发热。

龟甲

【性味归经】甘、咸，寒。归肝、肾、心经。

【功效】滋阴潜阳，益肾健胃，固精止血，养血补心。

【主治】阴虚内热之骨蒸盗汗，阴虚阳亢之头晕目眩，热病伤阴，虚风内动，舌干红绛，手足蠕动；肾虚之骨痿、筋骨不健，小儿囟门不合，囟迟、行迟；阴虚血热之充任不固，崩漏；心虚之惊悸、失眠、健忘。

鳖甲

【性味归经】咸，寒。归肝、肾经。

【功效】滋阴潜阳，软坚散结。

【主治】阴虚发热，阴虚阳亢，阴虚风动，癥瘕积聚，疟母等。

黑芝麻

【性味归经】甘，平。归肝、肾、大肠经。

【功效】补肝肾，益精血，润肠燥。

【主治】头晕眼花，耳鸣耳聋，须发早白，病后脱发，肠燥便秘等。

3. 补阳药

肉苁蓉

【性味归经】甘、咸，温。归肾、大肠经。

【功效】补肾阳，益精血，润肠通便。

【主治】肾阳不足，精血亏虚之阳痿、不孕、腰膝酸软、筋骨无力，虚人、老人之津枯便秘，阳虚便秘。

锁阳

【性味归经】甘，温。归肝、肾、大肠经。

【功效】补肾阳，益精血，润肠通便。

【主治】肾阳虚衰之阳痿、不孕、腰膝酸软、筋骨无力；精血津液亏耗之肠燥便秘。

巴戟天

【性味归经】甘、辛，微温。归肾、肝经。

【功效】补肾阳，益精血，强筋骨，祛风湿。

【主治】肾阳虚弱之阳痿、不孕、月经不调、少腹冷痛；肝肾不足之筋骨痿软、腰膝疼痛；或风湿久痹，步履艰难。

仙灵脾

【性味归经】辛、甘，温。归肝、肾经。

【功效】温肾壮阳，强筋骨，祛风湿。

【主治】肾阳虚之阳痿、不孕及尿频；肝肾不足之筋骨痹痛、痿软，风湿拘挛麻木等症。

仙茅

【性味归经】辛，热，有毒。归肾、肝、脾经。

【功效】温肾壮阳，强筋骨，祛寒湿，温脾止泻。

【主治】肾阳不足，命门火衰之阳微精冷、遗尿、尿频，肾虚之腰膝酸软、筋骨冷痛，或寒湿之痹；腰肾阳虚的脘腹冷痛、泄泻；妇女月经不调及更年期高血压见阴阳两虚者。

杜仲

【性味归经】甘，温。归肝、肾经。

【功效】补肝肾，强筋骨，安胎。

【主治】肝肾不足之腰膝酸痛、下肢痿软及阳痿、尿频；肝肾亏虚，下元虚冷之妊娠下血、胎动不安或习惯性流产。

续断

【性味归经】苦、甘、辛，微温。归肝、肾经。

【功效】补肝肾，强筋骨，止血安胎，疗伤续断。

【主治】肝肾不足之腰痛脚软，风湿痹痛；跌打损伤，骨折肿痛；肝肾虚弱，冲任失调之胎动欲坠、习惯性流产或崩漏经多。

狗脊

【性味归经】苦、甘，温。归肝、肾经。

【功效】祛风湿，补肝肾，强腰膝。

【主治】风湿之腰痛脊强，不能俯仰；肾虚之腰膝酸软，尿频，遗尿；冲任虚寒之白带过多。

骨碎补

【性味归经】苦，温。归肝、肾经。

【功效】活血续筋，补肾强骨。

【主治】跌打损伤之筋伤骨折，瘀肿疼痛；牙痛，牙龈出血；肾虚腰痛，足膝痿软，耳鸣耳聋；久泻。

补骨脂

【性味归经】辛、苦，温。归肾、脾经。

【功效】补肾助阳，固精缩尿，暖脾止泻，纳气平喘。

【主治】肾阳不足，命门火衰之腰膝冷痛，阳痿，遗精，尿频；脾肾阳虚之泄泻；肾不纳气之虚喘；白癜风。

益智仁

【性味归经】辛，温。归肾、脾。

【功效】温肾助阳，固精缩尿，温脾止泻，开胃摄唾。

【主治】肝肾虚寒之遗精滑精，遗尿，尿频，夜尿频多；脾寒泄泻，腹中冷痛，口多涎唾或小儿流涎不禁。

沙苑子

【性味归经】甘，温。归肝、肾经。

【功效】补肾固精，养肝明目。

【主治】肾虚之阳痿，遗精早泄，小便遗沥，白带过多及腰痛；肝肾不足之眩晕目昏。

菟丝子

【性味归经】甘，温。归肝、肾、脾经。

【功效】补肾固精，清肝明目，止泻，安胎。

【主治】肾虚之腰膝酸痛，阳痿遗精，尿频，小便不禁，带下过多；肝肾不足，目失所养而致的目昏目暗，视力减退之证；亦可用于脾虚泄泻，肝肾不足之胎动不安；还可治疗肾虚消渴。

韭菜子

【性味归经】辛、甘，温。归肾、肝经。

【功效】温补肝肾，壮阳固精。

【主治】肾阳虚弱的阳痿遗精，遗尿尿频，白带过多；肝肾不足之腰膝酸软冷痛。

胡芦巴

【性味归经】苦，温。归肝、肾经。

【功效】温肾助阳，祛寒止痛。

【主治】肾阳虚之阳痿，滑泄；寒湿凝滞下焦的疝痛，小腹和睾丸牵引坠痛，甚或囊缩阴冷，经寒腹痛及寒湿脚气，腰膝冷痛。

阳起石

【性味归经】咸，寒。归肾经。

【功效】温肾壮阳。

【主治】阳虚之阳痿早泄，宫寒不孕，腰膝冷痹。

狗肾

【性味归经】咸，寒。归肾经。

【功效】暖肾壮阳，遗精补髓。

【主治】肾阳衰惫之阳痿精冷，腰膝酸软，精少不育。

紫河车

【性味归经】甘、咸，寒。归脾、心、肾经。

【功效】温肾补精，益气养血。

【主治】肾精不足，精血亏虚的不孕、阳痿、遗精、腰酸、头晕、耳鸣；肺肾两虚的喘嗽；气血不足之痿黄消瘦，产后乳少。

蛤蚧

【性味归经】甘、咸，温。归肺、心、肾经。

【功效】助肾阳，益精血，补肺气，定喘嗽。

【主治】肾阳不足，精血亏虚的阳痿；肺肾两虚，肾不纳气的虚喘久嗽。

核桃仁

【性味归经】甘，温。归肾、肺、大肠经。

【功效】补肾固精，温肺定喘，乌发润肌，润肠通便。

【主治】肺肾亏虚，久咳气短而喘，遇寒活动加剧，甚则张口抬肩；肾气虚衰之腰痛膝软，耳鸣乏力，阳痿早泄，梦遗滑精以及须发早白，大便燥结难行等。

二、贵重药材

冬虫夏草

【性味归经】甘，平。归肺、肾经。

【功效】益肾壮阳，补肺平喘，止咳化痰。

【主治】肾虚腰痛，阳痿遗精；肺虚或肺肾两虚之久咳虚喘，痨嗽痰血；病后体虚不复，自汗畏寒等证。

野山参

【性味归经】甘、微苦，平。归心、肺、肾经。

【功效】大补元气，固脱生津，安神。

【主治】妇女崩漏，产后暴脱，久虚不复；早泄滑精，阴虚盗汗，眩晕头痛；劳伤虚损，食少倦怠，反胃吐食；有补虚救脱，大补元气的功效，能强精健身、益寿延年。

白参

【性味归经】甘、微苦，微温。归肺、脾经。

【功效】大补元气，补脾益肺，生津止渴，安神增智。

【主治】妇女崩漏，产后暴脱，久虚不复；早泄滑精，阴虚盗汗，眩晕疼痛，劳伤虚损；食少倦怠，反胃吐食。

西洋参

【性味归经】甘、微苦，凉。归心、肺、肾经。

【功效】补气养阴，清热生津。

【主治】气虚阴亏之内热，咳喘痰血，虚热烦倦，消渴，口燥咽干。

红参

【性味归经】甘、微苦，温。归肺、心经。

【功效】大补元气，复脉固脱，益气摄血。

【主治】体虚欲脱，肢冷脉微，气不摄血，崩漏下血，心力衰竭，心源性休克。

高丽参

【性味归经】微苦、甘，温。归脾、肺、心经。

【功效】大补元气，滋补强壮，生津止渴，宁神益智。

【主治】劳伤虚损，大便滑泄，虚咳喘促，自汗暴脱，惊悸健忘，阳痿尿频，妇女崩漏。

鹿茸

【性味归经】甘、咸，温。归肾、肝经。

【功效】壮元阳，补气血，益精髓，强筋骨，调冲任，固带脉，托疮毒。

【主治】肾阳不足，精血亏虚的阳痿早泄，宫寒不孕，尿频不禁，头晕耳鸣，腰膝酸痛，肢冷神疲；肝肾不足之筋骨痿软，小儿发育不良，囟门过期不合，囟迟，行迟；冲任虚寒，带脉不固的崩漏不止，带下过多；疮疡久溃不敛，脓出清晰，或阴疽内陷不起。

藏红花

【性味归经】甘，平。归心、肝经。

【功效】活血化瘀，散瘀开结，止痛。

【主治】忧思郁结，胸膈痞闷，吐血，伤寒发狂，惊怖恍惚，妇女经闭，血滞月经不调，产后恶露不尽，瘀血作痛，麻疹，跌打损伤等。

海马

【性味归经】甘、咸，温。归肝、肾经。

【功效】补肾壮阳，消癥瘕。

【主治】肾虚之阳痿，精少，宫寒不孕，腰膝酸软，尿频；肾气虚之喘息短气；跌打损伤，血痹作痛。

海龙

【性味归经】甘、咸，温。归肝、肾经。

【功效】补肾壮阳，活血散瘀。

【主治】肾虚阳痿、难产、癥瘕、疔疮肿毒等症。

羚羊角

【性味归经】咸，寒。归心、肝经。

【功效】清热镇痉，平肝息风，解毒消肿。

【主治】高热神昏，谵语发斑，惊痫抽搐，目赤肿痛等症。

燕窝

【性味归经】甘，平。归肺、肾、胃经。

【功效】养阴，润燥益气，补中，养颜。

【主治】肺阴虚之咳嗽，盗汗，咯血等症；胃气虚，胃阴虚所致的反胃、干哑等症；气虚、多汗、尿频等症。

珍珠粉

【性味归经】咸、甘，寒。归心、肝经。

【功效】安神定惊，明目去翳，解毒生肌。

【主治】肝阳上亢之头晕目眩，目赤肿痛，视物昏花；惊悸失眠，心神不宁；湿疮瘙痒。

灵芝

【性味归经】甘，平。归心、肺、肝、肾经。

【功效】补益气血，养心安神，止咳平喘。

【主治】体虚乏力，饮食减少，头晕；心脾两虚之心悸怔忡、失眠健忘；肺气虚之咳嗽短气。

紫河车

【性味归经】甘、咸，温。入肺、心、肾经。

【功效】补气，养血，益精。

【主治】肾气不足，精血虚亏之阳痿遗精，腰酸耳鸣，或不孕；肺肾两虚之喘息气短；气血不足之消瘦少食，体倦乏力，或产后乳少。

海狗肾

【性味归经】咸，热。归肝、肾经。

【功效】暖肾壮阳，益精补髓。

【主治】虚损劳伤，阳痿精衰，早泄；腰膝痿弱，心腹疼痛。

枫斗

【性味归经】甘，微寒。入胃、肾经。

【功效】益胃生津，养阴清热。

【主治】热病伤津或胃阴不足之舌干口渴；阴虚津亏，虚热不退；明目；肾阴亏损之腰膝软弱等症。

鹿鞭

【性味归经】甘、咸，温。归肝、肾、膀胱经。

【功效】补肾精，壮肾阳，益精，强腰膝。

【主治】肾虚劳损之腰膝酸痛，耳聋耳鸣，阳痿，遗精，早泄，宫冷不孕，带下清稀。

白花蛇

【性味归经】甘、咸，温。有毒。归肝经。

【功效】祛风通络，止痉。

【主治】风湿顽痹，麻木拘挛；半身不遂，抽搐痉挛；破伤风；麻风疥癣；瘰疬恶疮。

三、胶类药材

阿胶

【性味归经】甘，平。归肺、肝、肾经。

【功效】补血，止血，滋阴润燥。

【主治】血虚痿黄，眩晕，心悸，为补血之佳品；多种出血证；阴虚证及燥证，能滋阴润燥，治温燥伤肺，干咳无痰，治热病伤阴，虚烦不眠；以及热病伤阴，液涸风动，手足瘛疭。

龟甲胶

【性味归经】甘、咸，平。归肺、肝、肾经。

【功效】滋阴，补血，止血。

【主治】阴虚血亏之劳热骨蒸，吐血，衄血，烦热惊悸，肾虚腰痛，腰膝痿弱，崩漏，带下。

鳖甲胶

【性味归经】咸，微寒。归肺、肝、肾经。

【功效】滋阴退热，软坚散结。

【主治】阴虚潮热，虚劳咯血，久疟，疟母，痔核肿痛，血虚经闭。

鹿角胶

【性味归经】甘、咸，温。归肝、肾经。

【功效】补血益精。

【主治】肾气不足之虚劳羸瘦，腰痛，阴疽，男子阳痿、滑精，妇女子宫虚冷、崩漏、带下。

鹿胎胶

【性味归经】甘、咸，温。入肝、肾、心经。

【功效】补气养血，调经散寒。

【主治】经期腹痛，更年期闭经等症状；以及寒湿所致的白带量多、产后虚弱等症，月经量少、延期；气血不足所致的虚弱消瘦；还可美容养颜，防斑退斑。

四、辅助药材

饴糖

【性味归经】甘，温。入脾、胃、肺经。

【功效】缓中补虚，生津润燥。

【主治】劳倦伤脾，里急腹痛，肺燥咳嗽，吐血，口渴，咽痛，便秘。

冰糖

【性味归经】甘，平。归肺、脾经。

【功效】补中益气，和胃润燥，止咳化痰。

【主治】肺燥咳嗽，干咳无痰，咳嗽带血；肺虚，风寒劳累所致咳喘；小儿疟疾，噤口痢；口疮，风火牙痛。

蜂蜜

【性味归经】甘，平。归脾、胃、肺、大肠经。

【功效】调补脾胃，缓急止痛，润肺止咳，润肠通便，润肤生肌，解毒。

【主治】脘腹虚痛，肺燥咳嗽，肠燥便秘，目赤，口疮，溃疡不敛，风疹瘙痒，水火烫伤，手足皲裂。

中篇　膏方临床应用

第一章　九种体质调养膏方

人的体质现象是人类生命现象中的重要表现形式。自古希腊的希波克拉底和我国秦汉时期《黄帝内经》以来，就重视研究人的体质现象，但两千多年来，中医体质理论一直未能形成专门的理论体系。自 20 世纪 70 年代王琦教授开始从事中医体质学研究，经过 30 余年漫长而艰辛的研究之路，在学科建设、医学领域、公众服务等方面都取得了卓越的成果。

王琦教授通过多年的研究和实践指出，所谓中医体质，是指人体生命过程中，在先天禀赋和后天获得的基础上所形成的形态结构、生理功能和心理状态方面，综合的、相对稳定的固有体质，是人类在生长、发育过程中所形成的与自然、社会环境相适应的人体个性特征；并据此提出"体质可分论""体质相关论""体质可调论"三个关键科学问题，成为体质研究的总体框架。

第一，体质可分论。体质的形成与先天、后天的多种因素相关。遗传因素的多样性与后天因素的复杂性使个体体质存在明显的差异；而即使同一个体，在不同的生命阶段，其体质特点也是动态可变的，所以体质具有明显的个体差异性，并呈现多态性特征。另一方面，处于同一社会背景、同一地区或饮食起居比较近似的人群，其遗传背景和外界条件类同，使特定人群形成群体生命现象的共同特征，从而又表现了群体的趋同性；此外，不同时代的人群也呈现不同体质的特点。体质分为平和质、气虚质、阳虚质、阴虚质、痰湿质、湿热质、血瘀质、气郁质、特禀质九种。个体差异性与群体趋同性是相互统一的，没有个体的差异性就无"体"可辨；没有群体的趋同性就无"类"可分。因此二者形成"体质可辨论"的理论基础。王琦教授 2006 年编制的《中医体质分类与判定》标准，作为中华中医药学会试行标准，2009 年颁布为中华中医药学会正式标准。《中医体质分类与判定》标准是我国第一部指导和规范中医体质研究及应用的文件，为体质辨识及中医体质相关疾病的防治、养生保健、健康管理提供了依据，使体质分类科学化、规范化，为实施个体化诊疗提供了理论和实践支持。

第二，体质相关论。不同个体的体质特征具有各自不同的遗传背景，它与许多特定疾病的产生都有密切关系。体质状态反应正气强弱，决定发病与否。由于受先天因素或后天因素的影响，个体体质的差异性对某些致病因素有着易感性，或对某些疾病有着倾向性，形成某些疾病发生的背景或基础。体质状态也是预测疾病的发展、转归、预后的重要依据；不同地域人群的体质特点与一定的疾病谱相关，因而产生发病差异。

第三，体质可调论。体质既禀成于先天，亦关系于后天。体质的稳定性由相似的遗传背景形成，年龄、性别等因素也可使体质表现出一定的稳定性。然而，体质的稳定性是相对的，每一个个体在生、长、壮、老的生命过程中，因受环境、精神、营养、锻炼、疾病等内外环境中诸多因素的影响，而使体质发生变化，从而使得体质只具有相对的稳定性，同时具有动态可变性，故体质具有可调性。

亿万苍生，人有九种，一种平和，八种偏颇。个体体质的不同，表现为在生理状态下对外界刺激的反应和适应上的某些差异性，以及发病过程中对某些致病因素的易感性和疾病发展的倾向性。体质平和，健康之源；体质偏颇，百病之因。从唐宋时期开始，膏方即被视为祛病强身、延年益寿的好方法。膏方以调阴阳、补五脏、益气血、助正气等补益手法为主，兼顾清里热、除沉寒、化痰湿、行气血、疏经脉、调冲任、消积聚等祛邪治病之法，寓攻于补，攻补兼施。根据不同体质类型或证型选用膏方，或益其气，或补其阴，或温其阳，或利其湿，或开其邪，或疏其血，以调整机体的阴阳动静，失衡倾向，体现"以人为本""治病求本"的治疗原则；及早发现，采用膏方干预体质的偏颇状态，进行病因预防、临床前期预防，实现调质祛邪、调质防病及调质防变，以实践中医"治未病"。

一、平和体质膏方调养

平和质是指先天禀赋良好，后天调养得当，以体态适中、面色红润、精力充沛、脏腑功能正常、强健壮实为主要特征的一种体质状态。其成因是先天禀赋良好，后天调养得当。

【平和体质特征】

总体特征：阴阳气血调，以体态适中，面色红润、精力充沛为主要特征。

形态特征：体形匀称健壮。

常见表现：面色肤色润泽，头发稠密有光泽，目光有神，鼻色明润，嗅觉通利，唇色红润，不易疲劳，精力充沛，耐受寒，睡眠良好，胃纳佳，二便正常，舌色淡红，苔薄白，脉和缓有力。

心理特征：性格随和开朗。

发病倾向：平素患病较少。

对外界环境适应能力：对自然环境和社会环境适应能力较强。

【用膏特点】平和质以平为期，以和为贵，是最为理想的体质类型。在人生的生命周期中，更年期以及老年体弱者，均可选用膏方适当调补，避免打破平衡状态，出现体质的偏颇。

【变证分析】平和质者先天禀赋良好，后天调养得当。故其神、色、形、态、局部特征等方面表现良好，性格随和开朗，对外界环境适应能力较强，平素患病较少。

平和质"变证"示意图

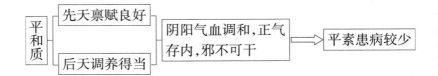

【膏方选介】

方名：平和膏。

组成：党参 100 克　炒白术 100 克　炒白芍 100 克　白茯苓 100 克　怀山药 100 克　生地 150 克　熟地 150 克　山茱萸 100 克　薏苡仁 300 克　紫丹参 120 克　炒陈皮 100 克　柏子仁 100 克　怀牛膝 100 克　制首乌

100 克　阿胶 250 克　冰糖 500 克　黄酒 250 克　龟甲胶 250 克

功用：健脾补肾，益气养血，调养心脾。

适用范围：更年期人群，以及老年人五脏逐渐虚衰者。

制作方法：上药除龟甲胶、阿胶、冰糖、黄酒外，其余药物加水煎煮 3 次，滤汁去渣，合并滤液，加热浓缩为清膏，再将阿胶、龟甲胶隔水炖烊，冰糖融化后，和黄酒一起冲入清膏和匀，再收膏即成。

贮藏方法：装瓷罐或玻璃瓶等容器收贮备用。夏季注意放冰箱内存放。

服用方法：每次 10～20 克，每日 2 次，在两餐之间，用温开水冲服，1 个月为 1 个疗程。

注意事项：青壮年平和质者不可服用。

【综合评语】平和质以平为期，以和为贵，是最为理想的体质类型。生、长、壮、老、已是生命的规律，在人的身体保持最佳状态的青壮年时期，平和质不提倡用药物调理，当人们处于更年期体质转变时期，以及人至老年五脏逐渐虚衰时，可选用膏方适当调补，避免打破平衡状态，出现体质偏颇。膏方口感好、服用方便，是一种理想的选择。平和质的保持，尤其要重视合适的调理方法：①饮食调养：饮食应有节制，不要过饥或过饱，不要常吃过冷、过热和不干净的食物，合理搭配膳食结构，多吃五谷杂粮、蔬菜瓜果，少食油腻及辛辣之物，注意戒烟限酒。②生活起居：要坚持作息规律，不要过度劳累。饭后宜缓行百步，不宜食后即睡。注意保持充足的睡眠时间，劳逸结合。③体育锻炼：根据年龄和性别参加适度的运动。如年轻人可适当跑步、打球，老年人可适当散步、打太极拳等。④情志调摄：保持乐观、开朗的情绪，积极进取，节制偏激的情感，及时消除生活中不利事件对情绪的负面影响。

二、气虚质膏方调养

气虚质是指由于气不足，以气息低弱、脏腑功能状态低下为主要特征的体质状态。其成因是先天禀赋不足，或后天失养，如孕育时父母体弱、早产、人工喂养、偏食、厌食或因病后气虚、年老气衰等。

【气虚质特征】

总体特征：元气不足，以疲乏、气短、自汗等气虚表现为主要特征。

形体特征：肌肉松弛不实。

常见表现：平素语音低弱，气短懒言，容易疲乏，精神不振，易出汗，舌淡红，舌边有齿痕，脉弱。

心理特征：性格内向，不喜冒险。

发病倾向：易患感冒、内脏下垂等病；病后康复缓慢。

对外界环境适应能力：不耐受风、寒、暑、湿邪。

【用膏要点】

1. 气虚体质的人群，膏方以培补元气、补气健脾为主。常用性味甘温或甘平的药物，以补益脏腑之气。膏方中可加用一些行气之品，如陈皮、木香、砂仁等，或根据"补脾不如运脾"之理而应用苍术，使补而不滞。气虚体质者不宜用苦寒、滋腻之品。

2. 气虚质者，要辨别其心气虚、脾气虚、肺气虚、肾气虚的侧重。心气虚则心悸怔忡，胸闷气短，活动后加重，面色淡白或㿠白，或有自汗，以归脾汤加减；脾气虚可见泄泻，便血，内脏下垂等，选用参苓白术散、四君子汤、补中益气丸、归脾汤等加减；肺气虚不能宣发卫气于肌表，腠理不固，故自汗畏风，易于感冒者，选用玉屏风散加减；肺气虚则体倦懒言，声音低怯者，以补肺汤加减；肾气虚可见气短、遗精、早泄、耳鸣等，选用肾气丸加减。

3. 在辨证用药的前提下，要注意兼夹体质的调理。若气虚质兼阳虚质，加补阳药，如桂枝、干姜、菟丝子、仙灵脾等；如气虚质兼痰湿质，加健脾化湿药，如党参、茯苓、白术、半夏、陈皮、砂仁等；如气虚质兼瘀血质，加活血化瘀药，如桃仁、红花、川芎、当归等。

【变证分析】气虚质是一种元气不足的体质状态。人体的气，从整体而言，是由肾中精气、脾胃化生而来的水谷精气和肺吸入的清气，在肺、脾、胃、肾等脏腑的综合作用下生成的，并充沛于全身。《难经·八难》云："气者，人之根本也。"气虚质表现在不同的脏腑，易导致不同的疾病。心气虚，心失所养，易致怔忡、心悸；脾气虚弱，运化无能，水湿不化，流于肠中，易病泄泻；脾气虚，气陷于下，以致诸脏器失其升举之力，故见脱肛、子宫或胃等内脏下垂等；脾气亏虚不能统摄血液，多见便血、尿血、肌衄、齿衄，或妇女月经过多、崩漏等；肺气虚不能宣发卫气于肌表，腠理不固，故自汗恶风，易于感冒；肺气虚致肺不能生气，气不布津，则痰浊内蕴，并因肺不生皮毛，卫外不固，而更易受外邪的侵袭诱发咳嗽、哮病或喘病；肺之虚致肺不能生气，肃降无权，易致喘病；肾之虚则摄纳无权，气不归元，故呼多吸少，气不得续，易患喘病；肾气不足，则精关不固，精易外泄，易致遗精、早泄；肾气亏虚则人体功能活动减退，气血不能充耳，易致耳鸣。

【膏方选介】

方名：益气膏。

组成：黄芪 150 克　生晒参 30 克　西洋参 100 克 炒白术 100 克　茯苓 100 克　当归 100 克　陈皮 100 克 炒白芍 100 克　炙桂枝 100 克　五味子 100 克　防风

100 克　干姜 50 克　冬虫夏草 10 克　炒薏苡仁 300 克
大枣 100 克　炒谷芽 100 克　炒麦芽 100 克　阿胶 250
克　龟甲胶 150 克　鹿角胶 100 克　冰糖 500 克　黄酒
250 克

功用：益气健脾，补肺益肾。

气虚质"变证"示意图

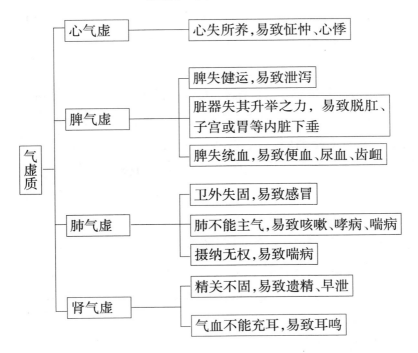

适用范围：平素语音低弱，气短懒言，容易疲乏，
精神不振，易出汗，舌淡红，舌边有齿痕，脉弱。

制作方法：上药除阿胶、龟甲胶、鹿角胶、冬虫夏草、冰糖、黄酒外，其余药物加水煎 3 次，滤汁去渣，合并滤汁，加热浓缩为清膏，再将冬虫夏草打粉，阿胶、龟甲胶、鹿角胶加黄酒隔水炖烊，冰糖溶化后，一起冲入清膏和匀收膏即成。

贮存方法：用瓷罐或玻璃瓶等容器收贮备用。注意夏季放冰箱内存放。

服用方法：每次 10～20 克，每日 2 次，在两餐之间用温开水冲服，1 个月为 1 个疗程，或服用至症状消失。

注意事项：服药期间忌食萝卜。

【综合评按】气是维持人体生命活动的物质基础，《医权初编》云："人之生死，全赖乎气。气聚则生，气壮则康，气衰则弱，气散则死。"气虚质是一种偏颇体质状态，脏腑功能状态低下，若不及时调理易导致多种慢性疾病。劳则气耗，现代社会生活节奏快，人们工作压力大，过度劳累导致气虚质逐渐增多，膏方是一种理想选择。同时气虚质的调理还要配合：①饮食调养：可多食益气健脾的食物，如小米、粳米、黄豆、白扁豆、鸡肉、鹌鹑肉、泥鳅、鱼肉、香菇、马铃薯、胡萝卜、红薯、菜花、豆腐、大枣、桂圆、蜂蜜等。少食具有耗气作用的食物，如槟榔、空心菜、生萝卜等。②生活起居：起居宜有规律，夏季应适当午睡，保持充足的睡眠。平时要注意保暖，避免劳动、剧烈运动时出汗受风。不宜过于劳作，以免伤正气。③体育锻炼：要形劳而不倦，避免剧烈运动，可做一些柔缓的运动，如在公园、广场、庭院、湖畔、河边、山坡等空气清新之处散步，打太极拳、做操等，并持之以恒。不宜做大负荷和出汗多的运动，忌用猛力和做长憋气的动作。平时自行按摩足三里穴。④情志调摄：多参加有益的社会活动，多与别人交谈、沟通，以积极进取的态度面对生活。多听一些节奏感强、欢快、轻松、令人振奋的音乐。

三、阳虚质的膏方调养

阳虚质是由于阳气不足，失于温煦，以形寒肢冷等虚寒现象为主要特征的体质状态。其成因是先天不足或后天失养，如孕育时父母体弱，或年长受孕、早产，或偏嗜寒凉损伤阳气，或久病阳亏，或年老阳衰等。

【阳虚质特征】

总体特征：阳气不足，以畏寒怕冷、手足不温等虚寒表现为主要特征。

形体特征：肌肉松弛不实。

常见表现：平素畏冷，手足不温，喜热饮食，精神不振，舌淡胖嫩，脉沉迟。

心理特征：性格多沉静、内向。

发病倾向：易患痰饮、肿胀、泄泻等病；感邪易以寒化。

【用膏要点】

1. 阳虚体质的人群，膏方以甘温养阳为主，所谓"益火之源，以消阴翳"。选药多用甘温、辛热之品。制定膏方时常配伍补气、温通之品。此外还应注意配合补养精血的药物，使"阳得阴助"，才能"升化无穷"。此类体质的人不可妄用苦寒清热药物，以免伐人体生生之气。

2. 阳虚质者，要辨别其心阳虚、脾阳虚、肾阳虚的侧重。心阳虚以畏寒肢冷，心痛，面色㿠白或晦暗为主症，方选桂枝甘草汤、炙甘草汤加减；脾阳虚以脾胀纳少，腹痛喜温喜按，畏寒肢冷，大便溏薄清稀，或肢体困重为主症，方选小建中汤、附子理中汤或参苓白术散加减；肾阳虚以腰酸腿软，畏寒肢冷，下肢为甚，神疲乏力，阳痿遗精，性欲下降为主症，方选金匮肾气丸、右归丸等加减。

3. 在辨证用药的前提下，注意兼夹体质的调理，若阳虚质兼痰湿质，加健脾化湿药，如党参、茯苓、白术、半夏、陈皮、砂仁等；若阳虚质兼血瘀质，加活血化瘀药，如桃仁、红花、川芎、当归等。

【变证分析】阳虚质是一种阳气不足的体质状况，明代名医张景岳云："天之大宝，只此一丸红日；人之大宝，只此一息真阳。"表现在不同的脏腑，易导致不同的疾病。心阳虚，心失所养导致心悸；心阳虚，阴寒之邪乘虚而入，寒凝气滞，胸阳不振，血行不畅，导致胸痹；脾阳虚，不能运化精微，反聚水成湿，积谷为州，致脾胃升降失司，清浊不分，混杂而下，遂成泄泻；脾阳虚，运化水湿的功能失常，导致水液在体内停滞，而产生水湿、痰饮等病理产物，甚则形成水肿；肾阳受损致脾失温煦，运化失司，水谷不化，升降失调，清浊不分，而成泄泻；阳虚易致肾阳衰，精气虚冷，导致阳痿；阳虚易感受风、寒、湿邪，风寒湿痹阻经脉不通，易导致痹证、腰痛。

阳虚质"变证"示意图

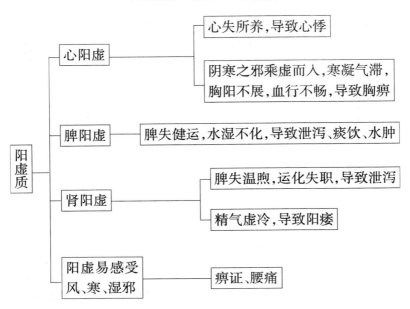

【膏方选介】

方名：温阳膏。

组成：熟地 120g　肉桂 60g　山茱萸 100g　怀山药 120g　白茯苓 100g　炒白术 100g　红参 20g　炒薏苡仁 100g　当归 100g　炒白芍 100g　补骨脂 100g　菟丝子 100g　仙灵脾 100g　巴戟天 100g　枸杞子 100g　麦冬 100g　防风 100g　陈皮 100g　炙甘草 30g　鹿角胶 300g　阿胶 200g　冰糖 500g　黄酒 250g

功用：温阳健脾补肾。

适用范围：平素畏冷，手足不温，喜热饮食，精神不振，膝软，舌淡，脉沉迟。

制作方法：上药除鹿角胶、阿胶、冰糖、黄酒外，其余药物加入水煮 3 次，滤汁去渣，合并滤液，加热浓缩为清膏；再将鹿角胶、阿胶和黄酒隔水炖烊，冰糖溶化后，一起冲入清膏和匀，收膏即成。

贮存方法：用瓷罐或玻璃瓶等容器收贮备用。注意夏季放冰箱中存放。

服用方法：每次 10 ~ 20 克，每日 2 次，在两餐之间，用温开水冲服，1 个月为 1 个疗程，或服用至症状消失。

注意事项：阴虚火旺者忌用，服用期间忌食萝卜。

【综合评按】《黄帝内经》曰："阳气者，若天与日，失其所则折寿而不彰。"阳虚质是一种偏颇体质状态，全身机能低下，影响人们的生活质量，若不及时调理，易导致多种慢性疾病。现代社会生活节奏快，人们工作压力大，过度疲劳易损伤阳气；空调、冰箱等现代科技产品广泛使用，人久居空调屋内，或吃冷饮都易导致人体阳气的损伤，阳虚质的体质类型逐渐增多。服用膏方调理是一种理想选择。同时阳虚质的调理还要配合以下几个方面：①饮食调养：平时可多食牛肉、羊肉、狗肉、鳝鱼、韭菜、核桃、栗子、生姜、蒜、芥末、葱、花椒、胡椒等温补阳气之品，以壮大人体的阳气。少食黄瓜、柿子、冬瓜、藕、莴苣、梨、西瓜、荸荠等生冷寒凉食物，少食绿茶。②生活起居：居住环境应空气流通，保持足够的睡眠。秋冬注意保暖。平时注意足下、背部及下腹部丹田部位的防寒保暖。防止出汗过多，在阳光充足情况下适当进行户外活动。夏季避免长时间待在空调房中，可在自然环境下纳凉，但不要睡在穿风的过道上及露天空旷之处。可适当洗桑拿、温泉浴、晒太阳。③体育锻炼：可做一些舒缓柔和的运动，如慢跑、散步、打太极拳、做广播操。夏天不宜做过分激烈的运动，冬天避免在大风、大寒、大雾、大雪及空气污染的环境中锻炼，以免感受寒湿之邪而损伤阳气。自行按摩气海、足三里、涌泉等穴位，或经常灸足三里、关元。④情志调摄：多与别人交谈沟通。对待生活不顺心的事情，要从正反两方面分析，及时消除情绪中消极因素。平时可听一些激扬、高亢、豪迈的音乐以调动情绪，防止悲忧和惊恐。

四、阴虚质膏方调养

阴虚质是由于体质内津液精血等阴液亏少，以阴虚内热等表现为主要特征的体质状态。其成因是先天不足，如孕育时父母体弱，或年长受孕、早产等，或后天失养，如纵欲耗精、积劳阴亏，或曾患出血性疾病等。

【阴虚质特征】

总体特征： 阴液亏少，以口燥咽干、手足心热等虚热表现为主要特征。

形体特征： 体质偏瘦。

常见表现： 手足心热，口燥咽干，鼻咽干，喜冷饮，大便干燥，舌红少津，脉细数。

心理特征： 性格急躁，外向好动，活泼。

发病倾向： 易患虚劳、失精、不寐等病，感邪易从热化。

对外界环境的适应能力： 耐冬不耐夏，不耐受暑热、燥邪。

【用膏要点】

1. 阴虚体质的人群，膏方调养以甘寒养阴为主，所谓"壮水之主，以制阳光"，选用药物大多甘寒质润，能补阴、增液、润燥，对于阴虚兼有内热者，宜配伍清虚热药，滋阴药多性柔而腻，久服易损伤脾阳，容易引起胃纳呆滞、腹胀腹泻等症，可加木香、砂仁、陈皮、鸡内金等理气健脾消导之品。

2. 要辨别是何脏腑阴液不足。两目干涩，胁肋灼痛，五心烦热，潮热盗汗，口咽干燥，或见手足蠕动，舌红少津，脉弦细数，为肝阴虚，选用一贯煎、滋水清肝饮加减；心悸怔忡，失眠多梦，五心烦热，潮热盗汗，两颧发红，舌红少津，脉细数，为心阴虚，选用天王补心丹加减；胃脘隐痛，饥不欲食，口燥咽干，大便干结，或干呕呃逆，舌红少津，脉细数，为胃阴虚，选用益胃饮加减；干咳无痰，或痰少而黏，口燥咽干，形体消瘦，午后潮热，五心烦热，盗汗，颧红，甚则痰中带血，声音嘶哑，舌红少津，脉细数，为肺阴虚，选用百合固金汤加减；腰膝酸痛，眩晕耳鸣，失眠多梦，男子遗精早泄，女子经少经闭，形体消瘦，潮热盗汗，五心烦热，咽干颧红，溲黄便干，舌红少津，脉细数，为肾阴虚，选用六味地黄丸、大补阴丸加减。

3. 在辨证用药的前提下，要注意兼夹体质的调理。

若阴虚兼血瘀质，加活血化瘀药，如桃仁、红花、川芎、赤芍、当归等；若阴虚兼气郁质，加疏肝解郁药，如郁金、川楝子、木香、佛手等。

【变证分析】阴虚体质是体内正常需要的水分、津液、精血等阴液不足，机体相关的脏腑组织失去濡养，出现内热的一种体质状态。简而言之，一是水分不足，二是产生热。阴液不足表现在不同的脏腑，易导致不同的疾病。肝为刚脏，非柔润不能调和，肝阴不足，络脉失养，不荣则痛，易致胁痛；心阴不足，心失所养，心动不安，易致心悸、怔忡；心阴不足，虚火上炎，易致失眠；胃阴不足，则胃阳偏亢，虚火内生，热郁胃中，胃气不和，易致胃痛；胃失阴液滋润，阴虚热扰，胃气上逆，易致呃逆；胃阴不足，不能濡润大肠，易致便秘；肺阴不足，肺不能生气，肃降无权，而肺气上逆作咳，或肺阴虚而虚火灼津为痰，痰浊阴滞，肺气不降而上逆作咳，故易咳嗽；肺阴不足，易感染痨虫，易病肺痨；肾阴不足，髓海亏虚，骨骼失养，故易病腰痛、眩晕、耳鸣；肾阴不足，阴虚相火妄动，扰动精室，故易病遗精、早泄；女子以血为用，肾阴亏则经血来源不足，易病月经量少，甚则经闭；阴液不足，五脏功能衰退，易病虚劳。

阴虚质"变证"示意图

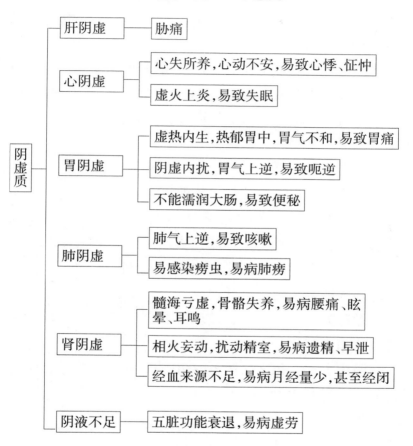

【膏方选介】

方名：滋阴膏。

组成：枸杞子 100 克　杭白菊 100 克　杭芍 100 克

生地 150 克　山药 150 克　山茱萸 100 克　牡丹皮 100 克　茯苓 120 克　泽泻 100 克　石斛 100 克　佛手 100 克　地骨皮 100 克　怀牛膝 100 克　制黄精 100 克　制首乌 120 克　麦冬 100 克　南沙参 120 克　北沙参 120 克　制玉竹 100 克　陈皮 100 克　甘草 60 克　龟甲胶 250 克　阿胶 250 克　冰糖 300 克　黄酒 250 克

功用：滋阴清热，调补肝肾。

适用范围：手足心热，口燥咽干，鼻微干，喜冷饮，大便干燥，舌红少苔，脉细数。

制作方法：上药除龟甲胶、阿胶、冰糖、黄酒外，其余药物加水煎煮 3 次，滤汁去渣，合并滤液，加热浓缩为清膏；再将龟甲胶、阿胶和黄酒炖烊，冰糖溶化，一起冲入清膏和匀，收膏即成。

贮存方法：用瓷罐、玻璃等容器收贮备用。夏季注意放冰箱内存放。

服用方法：每次口服 10~20 克，每日 2 次，在两餐之间，用温开水冲服。1 个月为 1 个疗程，或服用至症状消失。

注意事项：脾虚泄泻者慎用。

【综合评按】精、气、血、津液是人体生命活动的物质基础，具有滋养、濡润作用，宜闭藏而不宜妄泄。阴虚质体内津液精血等阴液亏少，以阴虚内热等表现为主要特征，是一种偏颇体质状态，若不及时调理，易导致多种慢性疾病。现代社会生活节奏加快，人们工作压力大，工作紧张，长期熬夜，导致阴虚质的体质类型逐渐增多，服用膏方调理体质是一种理想的选择。同时阴虚质的调理还要注意：①饮食调养：可多食瘦猪肉、鸭肉、龟、鳖、海蜇、绿豆、豆腐、甘蔗、莲藕、百合、芝麻、荸荠、梨、蜂蜜、桃子等甘凉滋润之品。少食羊肉、狗肉、韭菜、辣椒、葱、蒜、葵花子等性温燥烈之品，也不宜食祛湿的药物，如冬瓜、木瓜、薏苡仁、鲫鱼等。②生活起居：起居应有规律，居住环境宜安静，睡前不要饮茶、锻炼和玩游戏。应早睡早起，中午保持一定的午休时间。避免熬夜、剧烈运动和高温酷暑下工作。宜节制房事。戒烟酒。③体育锻炼：只适合中小强度、间断性的身体锻炼，可选择太极拳、气功等动静结合的传统健身项目。锻炼时要控制出汗量，及时补充水分。皮肤干燥甚者，可多游泳，不宜洗桑拿。④情志调摄：平时要克制情绪，遇事要冷静，正确对待顺境和逆境。可以用练书法、下棋来怡情悦性，用旅游来寄情山水、陶冶情操。平时多听一些曲调舒缓、轻柔、抒情的音乐。防止恼怒。

五、痰湿质膏方调养

痰湿质是由于水液内停而痰湿凝聚，以黏滞重浊为主要特征的体质状况。其成因是先天遗传，或后天过食肥甘。

【痰湿质特征】

总体特征：痰湿凝聚，以形体肥胖、口黏苔腻等痰湿表现为主要特征。

形体特征：形体肥胖，腹部肥满松软。

常见表现：面部皮肤油脂较多，多汗且黏，胸闷、痰多，口黏腻或甜，苔腻，脉滑。

心理特征：性格偏温和、稳重，多善于忍耐。

发病倾向：易患消渴、中风、胸痹等病。

对外界环境适应能力：对梅雨季节及湿重环境适应能力差。

【用膏要点】

1. 痰湿体质的人群，膏方调养以健脾利湿、化痰泻浊为主，代表方为参苓白术散、三子养亲汤等。常用的药物有党参、白术、茯苓、山药、扁豆、薏苡仁、砂仁、莲子肉、白芥子等。湿为阴邪，其性黏滞，宜温化通阳，根据病情需要可酌加桂枝、厚朴、干姜以及仙灵脾、补骨脂等，但须防温热太过，水液受灼，化热生变，且甘酸柔润之药易致湿生痰，应于慎用。

2. 在辨证用药的前提下，要注意兼夹体质的调理。若痰湿质兼气虚质，加补气药，如人参、黄芪、白术、山药等；若痰湿质兼血瘀质，加活血化瘀药，如桃仁、红花、川芎、当归等。

【变证分析】痰湿质是由于水液内停而痰湿凝聚的体质状态。痰湿质是脾运化水湿的功能失调后所产生的一种病理产物。痰湿凝聚，易体形肥胖，代谢紊乱，导致糖尿病、高脂血症、代谢综合征；痰浊上扰，蒙蔽清阳，易致眩晕；痰湿流注经络，易使经络阻滞，气血运行不畅，出现肢体麻木、屈伸不利，甚至半身不遂等而导致中风；痰湿属于阴邪，体内痰湿壅盛，重浊黏腻，不仅容易损伤人体阳气，尤其是胸中的阳气，导致心脉痹阻形成胸痹；肺以清肃下降为顺，痰湿停肺，使肺失宣肃，易致咳嗽；胃气宜降则和，痰湿停留于胃，使胃失和降，易病呕吐。

痰湿质"变证"示意图

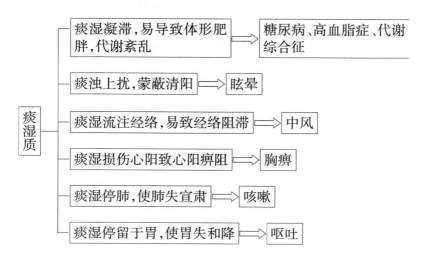

【膏方选介】

方名：调脾化湿膏。

组成：苍术 100 克　白术 100 克　川厚朴 60 克　陈皮 60 克　姜半夏 60 克　茯苓皮 30 克　薏苡仁 100 克　炒薏苡仁 100 克　炒扁豆 100 克　瓜蒌皮 60 克　桔梗 60 克　胆南星 20 克　大腹皮 60 克　枳壳 30 克　绞股蓝 60 克　太子参 100 克　阳春砂 30 克　泽泻 60 克　广木香 30 克　浙贝母 60 克　干姜 40 克　龟甲胶 250 克　阿胶 250 克　冰糖 500 克　黄酒 250 克

功用：健脾理气，化痰利湿。

适用范围：面部皮肤油脂较多，多汗且黏，胸闷、痰多，口黏腻或甜，喜食甘甜黏，苔腻，脉滑。

制作方法：上药除龟甲胶、阿胶、冰糖、黄酒外，其余药物加水煎煮 3 次，滤汁去渣，加热浓缩为清膏；再将龟甲胶、阿胶和黄酒隔水炖烊，冰糖溶化后，一起冲入清膏和匀，收膏即成。

贮存方法：用瓷罐或玻璃瓶等容器收贮备用。注意夏季放冰箱内存放。

服用方法：每次 10～20 克，每日 2 次在两餐之间，用温开水冲服。1 个月为 1 个疗程，或服用至症状消失。

注意事项：津伤较重及阴虚者不宜用，服药期间忌食萝卜。

【综合评按】痰随气升降流行，内而脏腑，外而筋骨皮肉，泛滥横溢，无处不到。中医有"百病皆由痰作祟"的说法。痰湿质是由于水液内停而痰湿凝聚的体质状态，是一种偏颇体质状态，若不及时调理，易导致多种慢性疾病。现代社会，人们长期营养过剩，进食过多精细加工食品，口味过咸，进食速度过快，运动量减少，导致痰湿质的体质类型逐渐增多，服用膏方调理体质，是一种理想的选择。同时痰湿质的调理还要配合：①饮食调养：饮食要以清淡为主，可多食健脾祛湿、化痰的食物，如海藻、海带、冬瓜、白萝卜、洋葱、薏苡仁、红小豆、紫菜、白果、金橘、荸荠、竹笋、荞麦、葱、蒜等食物。少食肥肉及甜黏、油腻的食物。②生活起居：居住环境宜干燥而不宜潮湿，平时多进行户外活动。衣着应透气，经常晒太阳，或进行日光浴，在湿冷的气候条件下，应减少户外活动，避免受害淋雨。不要过于安逸，贪恋床榻。③体育锻炼：因形体肥胖，易于困倦，故应根据自己的具体情况循序渐进，长期坚持运动锻炼，如散步、慢跑、打乒乓球、网球、游泳、练武术，以及适合自己的各种舞蹈。④情志调摄：保持心境平和，及时消除不良情绪，节制大喜大悲。培养业余爱好，转移注意力。多交一些朋友，多参与一些社交活动，运动起来，解除怠惰状态。适当听一些节奏感强、轻松振奋的音乐。

六、湿热质膏方调养

湿热质是以湿热内蕴为主要特征的体质状态。其成因是先天禀赋或久居湿地，喜食肥甘，或长期饮酒，湿热内蕴。

【湿热质特征】

总体特征：湿热内蕴，以面垢油光，口苦，苔黄腻等湿热表现为主要特征。

形体特征：形体中等或偏瘦。

常见表现：面垢油光，易生痤疮，口苦口干，身重困倦，大便黏滞不畅或燥结，小便短黄，男性以阴囊潮湿，女性易带下增多，舌质偏红，苔黄腻，脉滑数。

心理特征：容易心烦、急躁。

发病倾向：易患疮疖、黄疸、热淋等病。

对外界环境的适应能力：对夏末秋初湿热气候，湿重或气温偏高环境难适应。

【用膏要点】

1. 湿热体质的人群膏方调养以分消湿浊、清泻浮火为主。代表方龙胆泻肝汤、甘露消毒丹、八正散等。常用药物有龙胆草、黄芩、黄连、茵陈、栀子、大黄、茯苓、泽泻、车前子等。热者清之，湿而有热，宜苦寒之剂燥之。在清热化湿的同时佐以通利之白茅根、薏苡仁，使热从下泄。

2. 在辨证用药的前提下，要注意兼夹体质的调理。若湿热质兼瘀血质，加活血化瘀药，如桃仁、红花、川芎、当归等；若湿热质兼气郁质，加疏肝理气药，如郁金、香附、陈皮、枳壳等。

【变证分析】湿热质是以湿热内蕴为主要特征的体质状态，湿热蕴结于肝胆，导致肝胆疏泄不利，气机阻滞，不通则痛，而成胁痛。湿热熏蒸于脾胃，累及肝胆，以致肝失疏泄，胆液不循常道，随血泛溢，外溢肌肤，上注眼目，下注膀胱，使身目小便俱黄，而成黄疸；湿热蕴结胆腑，气机郁滞，胆液通降失常而为之郁滞，气郁胆郁则引起胀痛，痛胀发于右胁，以致胆胀；湿热之邪，伤及脾胃肠，致运化失职，升降失调，清浊不分，导致泄泻；湿热蕴结肠胃，阻滞气机，以致胃气阻滞，不通则痛，易致胃痛；湿热蕴结肠胃，腑气通降不利，气机阻滞，易致腹痛；湿热内蕴，使中焦脾胃失其升清降浊之能，三焦为之壅滞，水道不通，以致水液潴留体内，泛滥肌肤，发为水肿；湿热蕴结下焦，膀胱不利，发为热淋；湿热侵袭，下注膀胱，膀胱湿热阻滞，气化不利，小便不通，或尿量极少，而为癃闭；湿热之邪侵袭下焦，湿热痰火扰动精室，发为遗精；湿热下注，宗筋弛纵，阳气不兴，可导致阳痿；湿热下注于任脉，易病黄带；湿热内蕴，热毒不得外泄，阻于肌肤，易致疮疖、痤疮。

湿热质 "变证" 示意图

湿热蕴结于肝胆,导致肝胆疏泄不利,气机阻滞,不通则痛 ⟹ 胁痛

湿热熏蒸于脾胃,累及肝胆,以致肝失疏泄,胆液不循常道,随血泛溢 ⟹ 黄疸

湿热蕴结胆腑,气机郁滞,胆液通降失常而为之郁滞,气郁胆郁引起胀痛,痛胀发于右胁 ⟹ 胆胀

湿热伤及脾胃肠,致运化失职,升降失调,清浊不分 ⟹ 泄泻

湿热蕴结脾胃,阻滞气机,以致脾胃阻滞 ⟹ 胃痛

湿热蕴结肠胃,腑气通降不利,气机阻滞 ⟹ 腹痛

湿
热
质

湿热内蕴,使中焦脾胃失其升清降浊之能,三焦为之壅滞,水道不通,以致水液潴留体内 ⟹ 水肿

湿热蕴结下焦,膀胱气化不利 ⟹ 热淋

湿热侵袭,下注膀胱,膀胱湿热阻滞,气化不利,水道不通或尿量极少 ⟹ 癃闭

湿热之邪侵袭下焦,湿热痰火扰动精室 ⟹ 遗精

湿热下注,宗筋弛纵,阳事不兴 ⟹ 阳痿

湿热下注于任脉 ⟹ 黄带

湿热内蕴,热毒不得外泄,阻于肌肤 ⟹ 疮疖、痤疮

【膏方选介】

方名：清热利湿膏。

组成：龙胆草 60 克　焦山楂 100 克　黄芩 100 克　黄柏 60 克　知母 100 克　怀牛膝 100 克　天竺黄 60 克　合欢花 60 克　薏苡仁 100 克　紫草 100 克　茜草 100 克　地肤子 100 克　苦参 60 克　火麻仁 150 克　郁李仁 150 克　枳壳 60 克　陈皮 60 克　竹沥半夏 60 克　茯苓 150 克　生竹茹 30 克　泽泻 100 克　车前子 60 克　七叶一枝花 60 克　甘草 30 克　龟甲胶 250 克　阿胶 250 克　冰糖 500 克

功用：清热利湿，分消湿浊。

适用范围：面垢油光，易生痤疮，口苦口干，身重困倦，大便溏滞不畅或燥结，小便质黄，男性易阴囊潮湿，女性易带下增多，舌质偏红，苔黄腻，脉滑数。

制作方法：上药除龟甲胶、阿胶、冰糖外，其余药物加水煮 3 次，滤液去渣，合并滤液，加热浓缩为清膏，再将龟甲胶、阿胶隔水炖烊，冰糖溶化后，冲入清膏和匀，收膏即成。

贮存方法：用瓷罐或玻璃瓶等容器收贮备用。注意夏季放冰箱内存放。

服用方法：每次 10～20 克，每日 2 次，在两餐之间，用温开水冲服，1 个月为 1 个疗程，或服用至症状消失。

注意事项： 脾胃虚弱者慎服。

【综合评按】湿热体质是以湿热内蕴为主要特征的体质状态，是一种偏颇体质状态，体内有多余的湿和热，湿热胶结，就如同油和面裹在一起，胶结缠绵，最难祛除，若得不到及时的调理，长期存在，易导致多种慢性疾病。用膏方调理是一种理想的选择。同时湿热质的调理还要注意以下几点：①饮食调养：饮食以清淡、清热祛湿为原则，可多食赤小豆、绿豆、空心菜、苋菜、芹菜、黄瓜、丝瓜、葫芦、冬瓜、藕、西瓜、荸荠、鸭肉、鲫鱼等甘寒甘平的食物。少食羊肉、狗肉、鳝鱼、韭菜、芫荽、辣椒、酒、饴糖、胡椒、花椒、蜂蜜等甘温滋腻之品及火锅、烹炸、烧烤等辛温助热的食物。应戒除烟酒。②生活起居：避免居住在低洼潮湿的地方。居住环境易干燥、通风，要保持二便通畅，防止湿热郁聚。不要熬夜、过于劳累。盛夏暑湿较重季节，减少户外活动时间。保持充足而有规律的睡眠。由于湿热体质的人，皮肤容易出汗，尤其是在夏天，更应选择款式宽松、透气性好的天然棉、麻、丝质服装。③体育锻炼：适合做大强度、大运动量的锻炼，如中长跑、游泳、爬山、各种球类、武术等，可消耗体内多余的热量，排泄多余的水分，达到清热祛湿的目的。夏天由于气温高、湿度大，最好选择在清晨或傍晚较凉爽时锻炼。④情志调摄：静以养神，愉快怡神。克制过激的情绪，培养一些需要在安静典雅的环境中练习的爱好，如书法、瑜伽、太极拳等。合理安排自己的工作、学习。培养广泛的兴趣、爱好。多听一些曲调舒缓、悠扬，具有镇静作用的乐曲。

七、血瘀质膏方调养

血瘀质是体内有血液运行不畅的潜在倾向或瘀血内阻的病理基础，以血瘀表现为主要特征的体质状态，其成因是先天禀赋或后天损伤，忧郁气滞，久病入络。

【血瘀质特征】

总体特征：血行不畅，以肤色晦暗、舌质紫黯等血瘀表现为主要特征。

形体特征：胖瘦均见。

常见表现：肤色晦暗，色泽沉着，容易出现瘀斑，口唇暗淡，舌黯或有瘀点，舌下脉络紫黯或增粗，脉涩。

心理特征：易烦、健忘。

发病倾向：易患癥瘕及痛证、血证等。

对外界环境适应能力：不耐受寒邪。

【用膏要点】

1. 血瘀体质的人群，膏方调养以活血祛瘀、疏通经络为主，代表方为桃核承气汤、大黄䗪虫丸等。常用药物有桃仁、红花、生地、赤芍、当归、川芎、丹参、茜草、蒲黄、山楂等。内有干血者，宜"缓中补虚"，以和缓的活血方药化瘀，同时要注意养阴以活血，来达到化瘀补虚的目的。气滞则血虚，气行则血畅，故活血调体常配以理气之药，如枳壳、陈皮、柴胡等。

2. 在辨证用药的前提下，要注意兼夹体质的调理。若血瘀兼气虚质，加补气药，如人参、黄芪、白术、山药等；若血瘀质兼阴虚质，加滋阴药，如生地、麦冬、龟甲胶等；如血瘀质兼痰湿质，加健脾祛痰药，如党参、茯苓、白术、半夏、陈皮、砂仁等；若血瘀质兼气郁质，加行气解郁药，如枳壳、陈皮、柴胡、香附等。

【变证分析】血是循环于脉中富有营养的红色液态物质，是构成人体和维持人体生命活动的基本物质之一，有规律地循行于脉管之中，在脉内营运不息，充分发挥灌溉一身的生理效应。因血行失度，使机体局部的血液凝聚而形成瘀血之后，不仅失去正常血液的濡养作用，而且反过来影响全身血液运行。瘀血致病相当广泛，其临床表现因瘀阻的部位和形成瘀血的原因不同而异。瘀阻于心，可见心悸、胸痹等；瘀血攻心，可致失眠、狂病；瘀血内阻，血不循经，外溢易患中风；瘀血内阻则易患癥瘕；瘀阻胞宫，可致月经不调、痛经、闭经、崩漏；瘀阻肢末，可形成脱骨疽。

血瘀质"变证"示意图

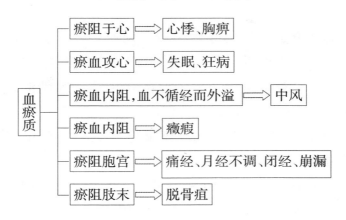

【膏方选介】

方名：化瘀膏。

组成：桃仁 100 克　红花 30 克　生地 150 克　当归 100 克　川芎 100 克　枳壳 60 克　全瓜蒌 100 克　桔梗 60 克　赤芍 100 克　白芍 100 克　川楝子 60 克　元胡 100 克　生龙骨 150 克　生牡蛎 150 克　南沙参 100 克　柏子仁 100 克　炒酸枣仁 60 克　玫瑰花 60 克　虎杖 60 克　麦冬 100 克　绿梅花 60 克　广地龙 100 克　茜草 100 克　陈皮 100 克　炒白术 100 克　怀山药 150 克　甘草 30 克　龟甲胶 250 克　阿胶 250 克　冰糖 400 克　黄酒 250 克

功用：理气化瘀，疏利通络。

适用范围：肤色晦暗，色素沉着，容易出现瘀斑，口唇黯淡，舌黯或有瘀点，舌下脉络紫黯或增粗，脉涩。

制作方法：上药除龟甲胶、阿胶、冰糖、黄酒外，其余药物加水煎煮3次，滤汁去渣，合并滤渣，加热浓缩为清膏；再将龟甲胶、阿胶隔水炖烊，冰糖溶化后，和黄酒冲入清膏和匀，收膏即成。

贮存方法：用瓷罐或玻璃瓶等容器收贮备用。注意夏季放冰箱内存放。

服用方法：每次10～20克，每日2次，在两餐之间，用温水冲服。1个月为1个疗程。

注意事项：孕妇忌用。

【综合评按】血瘀质是以血瘀表现为主要特征的体质状态，是一种偏颇体质状态。血瘀形成之后，不仅失去正常血液的濡养作用，而且反过来影响全身或局部血液的运行，若不及时调理，易导致多种慢性疾病。服用膏方调理是一种理想的选择。同时血瘀质的调理还要注意：①饮食调养：可多食黑豆、海藻、海带、紫菜、油菜、山楂、香菇、茄子、金橘、橙、柚、桃、李、玫瑰花、绿茶等具有活血散结、行气、疏肝解郁作用的食物。少食肥肉等滋腻之品。②生活起居：作息时间宜有规律，保持足够睡眠，可早睡早起，多锻炼，不可过于安逸，以免气郁滞而致血行不畅。③体育锻炼：可进行一些有助于气血运行的锻炼项目，如太极拳、太极剑、舞蹈、步行健身法、徒手健身操等。保持按摩可使经络通畅。血瘀质的人在运动时如出现胸闷、呼吸困难、脉搏显著加快等不适症状，应停止运动，去医院进一步检查。④情志调摄：及时消除不良情绪，保持心情愉快，防止郁闷不乐而致气机不畅。可以多听一些柔缓的音乐来调节情绪。

八、气郁质膏方调养

气郁质是由于长期情志不畅，气机郁滞而形成的，以性格内向不稳定，忧郁脆弱，敏感多疑为主要表现的体质状态。其成因是先天遗传，或因精神刺激，如暴受惊恐、所欲不遂、忧郁思虑等。

【气郁质特征】

总体特征：气机郁滞，以神情抑郁、忧虑脆弱等气郁表现为主要特征。

形体特征：形体消瘦为多。

常见表现：神情抑郁，情感脆弱，烦闷不乐，舌淡红，苔薄白，脉弦。

心理特征：性格内向不稳定、敏感多虑。

发病倾向：易患脏躁、梅核气、百合病及郁证等。

对外界环境适应能力：对精神刺激适应能力差；不适应阴雨天气。

【用膏要点】

1. 用药不宜峻猛，以防伤正。气郁体质的人膏方调养以理气开郁、调畅气机为主，代表方为逍遥散、越鞠丸等。常用药物有柴胡、陈皮、川芎、香附、枳壳、白芍、甘草、当归、薄荷等。理气药多属芳香辛燥之品，易伤津耗气，理气不宜过燥。

2. 在辨证用药的基础下，要注意兼夹体质的调理。若气郁质兼气虚质，加补气药，如人参、黄芪、白术、山药等；如气郁质兼阴虚质，加滋阴药，如生地、枸杞子、麦冬等；若气郁质兼血瘀质，加活血化瘀药，如桃仁、红花、川芎、当归等。

【变证分析】人体的气处于不断运动之中，它流行于全身各脏腑、经络等组织器官，无处不有，时刻推动和激发着人体的各种生理活动。若七情变化，五志过极而发，则气机失调，或为气不周流而郁滞，或为升降失常而逆乱。肝性喜条达而恶抑郁，长期情志不畅，肝失疏泄，气机郁滞，易病胁痛、郁病；肝气郁滞，横逆犯胃，以致胃气失和，易病胃病、呃逆；肝气郁结，气不行津，津聚为痰，或气郁化火，灼津为痰，肝气夹痰循经上行，搏结于咽喉，易病梅核气；肝藏魂，心藏神，气郁化火，热扰心神，易病失眠、心悸、怔忡；忧虑过度，肝气失和，心阴受损，易病脏躁；怫郁不舒，心系不宁，郁火上熏于肺，耗伤肺阴，易病百合病。

气郁质"变证"示意图

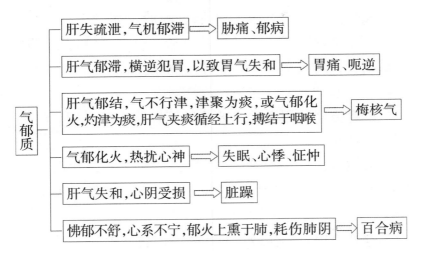

气郁质
- 肝失疏泄，气机郁滞 ⟹ 胁痛、郁病
- 肝气郁滞，横逆犯胃，以致胃气失和 ⟹ 胃痛、呃逆
- 肝气郁结，气不行津，津聚为痰，或气郁化火，灼津为痰，肝气夹痰循经上行，搏结于咽喉 ⟹ 梅核气
- 气郁化火，热扰心神 ⟹ 失眠、心悸、怔忡
- 肝气失和，心阴受损 ⟹ 脏躁
- 怫郁不舒，心系不宁，郁火上熏于肺，耗伤肺阴 ⟹ 百合病

【膏方选介】

方名：解郁膏。

组成：淮小麦 300 克　炙甘草 50 克　大枣 100 克　柴胡 60 克　枳壳 60 克　陈皮 60 克　青皮 60 克　制香附 100 克　玫瑰花 60 克　绿梅花 60 克　合欢花 60 克　炒酸枣仁 60 克　柏子仁 100 克　砂仁 30 克　炒白芍 120 克　炒白术 120 克　广地龙 60 克　佛手 60 克　元参 100 克　连翘 60 克　莲子 100 克　百合 100 克　桔梗 60 克　制元胡 60 克　川楝子 60 克　当归 100 克　龟甲胶 250 克　阿胶 250 克　冰糖 500 克　黄酒 250 克

功用：疏肝解郁，调畅气机。

适用范围：情志抑郁，情感脆弱，烦闷不乐，舌淡

红，苔薄白，脉弱。

制作方法：上药除龟甲胶、阿胶、冰糖、黄酒外，其余药物加水煎煮 3 次，滤汁去渣，合并滤液，加热浓缩成清膏；再将龟甲胶、阿胶隔水炖烊，冰糖溶化后，和黄酒一起冲入清膏和匀，收膏即成。

贮存方法：用瓷罐或玻璃瓶等容器收贮备用。注意夏季放冰箱内存放。

服用方法：每次 10~20 克，每日 2 次，在两餐之间，用温开水冲服。1 个月为 1 个疗程，或服用至症状消失。

注意事项：津伤较重及阴虚者不宜使用。

【综合评按】气贵冲和，出入有序，升降有常，周流一身，循环无端而无病。气郁质是由于长期情志不畅，气机郁滞而形成的体质状态，是一种偏颇体质状态。现代社会竞争激烈，生活节奏快，生活压力大，导致气郁质体质类型逐渐增多，若不及时调理，易导致多种慢性疾病。服用膏方调理是一种理想的选择。同时气郁质的调理还要注意以下几点：①饮食调养：多食小麦、芫荽、葱、蒜、刀豆、蘑菇、黄花菜、丝瓜、苦瓜、海带、海藻、白萝卜、金橘、山楂、槟榔、玫瑰花等具有行气解郁、消食、醒神作用的食物。少食收敛酸涩的食品，如乌梅、酸枣、杨桃、柠檬等。②生活起居：居住的环境应安静，防止嘈杂的环境影响心情，保持有规律的睡眠，睡前避免饮茶、咖啡和可可等具有提神作用的饮料。③体育锻炼：应尽量增加户外活动，可坚持运动量大的锻炼，如跑步、登山、游泳、武术、羽毛球等。多参加群体性的体育运动项目，如篮球、足球、跳舞、下棋等，以便更多地融入社会，解除自我的封闭状态。④情志调摄：培养开朗、豁达的性格。多参加有益的社会活动。结交知心朋友，及时向朋友倾诉不良情绪，寻求朋友的帮助。可多听一些节奏欢快、旋律优美的乐曲。

九、特禀质膏方调养

特禀质是由于先天禀赋不足和禀赋遗传等因素造成的一种特殊体质，包括先天性、遗传性的生理缺陷与疾病、过敏反应等。其成因是先天禀赋不足或遗传，或环境因素、药物因素等。

【特禀质特征】

总体特征：先天失常，以生理缺陷，过敏反应等为主要特征。

形体特征：过敏体质者一般无特殊，先天禀赋异常者或有畸形，或有生理缺陷。

常见表现：过敏体质者常见哮喘、风团、咽痒、鼻塞、喷嚏等；患遗传性疾病者有垂直遗传、先天性、家族性特征；患胎传性疾病者，具有母体影响胎儿个体生长发育及相关疾病特征。

心理特性：随禀质情况各异。

发病倾向：过敏体质者易患哮喘、荨麻疹、花粉及药物过敏等；遗传性疾病如血友病、先天愚型等；胎传性疾病如五迟、五软、解颅、胎惊、胎痫等。

对环境的适应能力：适应能力差，如过敏体质者对易过敏季节适应能力差，易引发宿疾。

【用膏要点】

1. 特禀质是一类体质特殊人群，主要包括三种：第一种是遗传病体质，指由于先天性和遗传因素造成的一种体质缺陷，此种情况很难治愈。第二种是胎传体质，就是目前在妊娠期间所受的不良影响传到胎儿所造成的一种体质，主要是避免母亲在妊娠期间受到不良影响。第三种是过敏体质，属于可用中医调理的范围。我们所讲的特禀质调理主要是调理过敏体质。

2. 由于过敏质者主要是肺气不足，卫表不固，易招外邪侵袭所致，故其膏方调理以益气固表、养血消风为主，代表方剂有玉屏风散、消风散、过敏煎等，常用药物有黄芪、白术、荆芥、防风、蝉蜕、乌梅、益母草、当归、生地、黄芩、牡丹皮等。

【变证分析】特禀质是由于先天禀赋不足和禀赋遗传等因素造成的一种特殊体质，包括先天性、遗传性的生理缺陷与疾病、过敏反应等。过敏体质易患哮喘、荨麻疹、花粉症及药物过敏等；遗传性疾病如血友病、先天愚型等；胎传性疾病如五迟（立迟、行迟、发迟、齿迟和语迟）、五软（头软、项软、手足软、肌肉软、口软）、解颅、胎惊、胎痫等。

特禀质"变证"示意图

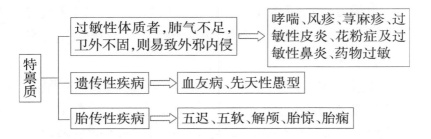

【膏方选介】

方名：防敏膏。

组成：生地100克　当归100克　紫草120克　茜草120克　荆芥60克　防风60克　蝉蜕30克　苦参60克　白芷100克　苍耳子100克　知母100克　通草20克　泽泻100克　地肤子100克　白鲜皮100克　旱莲草150克　薏苡仁300克　甘草30克　龟甲胶250克　阿胶250克　冰糖500克　黄酒250克

功用：祛风养血。

适用范围：易患风疹、荨麻疹、过敏性皮炎的过敏体质者。

制作方法：上药除龟甲胶、阿胶、冰糖、黄酒外，其余药物加水煎煮 3 次，滤汁去渣，合并滤液，加热浓缩为清膏，再将龟甲胶、阿胶隔水炖烊，冰糖溶化后，和黄酒一起冲入清膏和匀，收膏即成。

贮存方法：用瓷罐或玻璃瓶等容器收贮备用。注意夏季放冰箱内存放。

服用方法：每次 10～20 克，每日 2 次，在两餐之间，用温开水冲服。1 个月为 1 个疗程，或服用至症状消失。

注意事项：服药期间，不宜食辛辣、鱼腥、烟酒、浓茶等以免影响疗效。

【综合评按】特禀质是在禀赋遗传的基础上形成的一种特异体质。在外界因子的作用下，生理机能和自我调适力低下，反应性能强，其敏感倾向表现为对不同过敏源的亲和性和反应性、呈现个体体质的差异性和家族聚集的倾向性。由于特禀质包括三种体质：其一是遗传病体质，此种体质很难治愈；其二是胎传体质，主要避免母亲在妊娠期受到不良影响；其三是过敏体质，此属于中医调体可调的范围。在选用膏方调理的基础上，还应注意以下几点：①饮食调养：饮食宜清淡、均衡，粗细搭配适当，荤素配伍合理。多食益气固表的食物，少食荞麦（含过敏物质荞麦荧光素）、蚕豆、白扁豆、牛肉、鹅肉、蟹、虾、鲤鱼、茄子、酒、辣椒、浓茶、咖啡等辛辣之品、腥膻发物及含致敏物质的食物。②生活起居：居室应注意通风。保持室内清洁，被褥、床单经常洗晒，以防尘螨过敏。室内装修后不宜立即搬进居住，让油漆、甲醛等化学物质气味挥发干净后再进新居。春季室外花粉较多时，要减少室外活动时间，以防止花粉过敏。不宜养宠物，以免对动物皮毛过敏。起居应有规律，保持充足的睡眠时间。③体育锻炼：积极参加体育锻炼，增强体质。要避免春天和季节交替时间在野外锻炼，防止过敏性疾病的发生。天气寒冷时要注意防寒保暖，防止感冒。④情志调摄：合理安排作息时间，正确处理工作、生活和学习的关系，避免情绪紧张。

第二章　内科常见病调养膏方

一、慢性阻塞性肺病稳定期

慢性阻塞性肺病（COPD）是一种以进行性不可逆为特征的气道阻塞性疾病。主要包括慢性支气管炎、肺气肿，可见长期的咳嗽、咳痰、气喘等症状，属于中医"咳嗽""肺胀"范畴。该病是全世界慢性疾病死亡的重要原因之一，死亡率仅次于心脏病、脑血管疾病和急慢性肺部感染，与艾滋病并列第四位。其气短和喘鸣症状严重，影响患者的日常生活能力。如治疗不规范或病情反复发作，往往在 10～20 年的时间里可发展成慢性肺源性心脏病等"变证"，导致严重的心、肺、脑功能障碍，甚至多个器官的功能衰竭。

【变证分析】慢性阻塞性肺病是多种慢性肺系疾病，如慢性支气管炎、肺气肿、支气管哮喘等后期转归而成，故有长期的咳嗽、咯痰、气喘等症状。其基本病机是肺之体用俱损，呼吸功能错乱，气壅于胸，滞留于肺，痰瘀阻结气道，导致肺体胀满，张缩无力，而成肺胀。病变先在肺，继则影响脾、肾，后期病及心、肝，可出现喘咳、心悸、水肿、意识蒙眬、嗜睡甚至昏迷、出血、肢颤、抽搐及喘脱危候等各种"变证"。

慢阻肺"变证"示意图

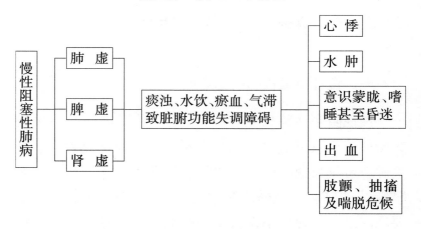

【用膏要点】

1. 慢阻肺稳定期不能单纯施补，宜"调、治、补结合"，即调中寓补，补中兼调。宜采用补肺、健脾、纳肾、益气、养阴、祛痰、活血等法，以达"本证"与"变证"同治的目的。开具处方时应量体裁衣，辨证拟方，因人而异。

2. 慢阻肺稳定期患者，一年四季均可服用膏方。因慢阻肺易在冬春季发病或加重。稳定期多在夏季，故可采用"冬病夏治"法，于夏令进行调补，即在服用膏方的同时，配合中药"三伏"穴位贴敷，以提高疗效。

【膏方选介】

膏方一

方名：补肺健脾膏。

组成：生晒参 120 克　黄芪 250 克　党参 150 克麦冬 120 克　白术 150 克　白芍 150 克　当归 90 克　陈皮 90 克　防风 90 克　茯苓 150 克　炒山药 250 克　莲子肉 100 克　佛手 90 克　黄精 90 克　半夏 90 克　炒薏苡仁 150 克　扁豆 120 克　炒麦芽 120 克　炙甘草 90 克五味子 45 克　生地 150 克　熟地 150 克　石斛 90 克天花粉 90 克　煅龙骨 30 克　煅牡蛎 30 克　阿胶 90 克鹿角胶 90 克

功用：健脾益气，培土生金，化痰平喘。

适用范围：慢阻肺稳定期脾肺两虚型。症见喘促短气、乏力、咳痰稀薄、自汗畏风，每遇风寒咳痰或喘嗽发作加重，面色苍白，食少，便溏，食后腹胀不舒，舌淡苔白，脉细弱。

制作方法：上药除阿胶、鹿角胶外，其余药物加水煎煮 3 次，滤汁去渣，合并滤液，加热浓缩为清膏，再将阿胶加适量的黄酒浸泡后隔水炖烊，冲入清膏和匀，最后加蜂蜜 300 克，收膏即成。

贮存方法：用瓷罐或玻璃瓶等容器收贮备用，夏季注意放冰箱内保存。

服用方法：一次 15～20 克，一日 2 次。在两餐之间用温水冲服，连服 3 个月。

注意事项：本方不适于脾胃虚寒，痰黄者服用。

膏方二

方名：补肺益肾膏。

组成：生晒参 120 克　炙附子 90 克　肉桂 60 克 熟地 200 克　山药 250 克　山茱萸 150 克　猪苓 150 克 茯苓 150 克　泽泻 90 克　补骨脂 150 克　菟丝子 150 克 党参 250 克　厚朴 60 克　五味子 120 克　陈皮 90 克 半夏 100 克　白术 100 克　白芍 100 克　脐带 30 克　蛤蚧（研粉）30 克　黄芪 250 克　丹参 100 克　炒黄精 120 克　苏子（包）90 克　甘草 60 克　杏仁 90 克　贝母 90 克

功用：补肺益精，降气平喘。

适用范围：慢阻肺稳定期肺肾亏虚型，症见咳喘久作，胸满气短，语声低怯，动则气喘，或见面色晦暗，或见面目浮肿，痰稀色白，或痰如白沫，咯时不利，畏寒肢冷，苔白而滑，脉沉细无力。

制作方法：上药加水煎煮 3 次，滤汁去渣，合并滤液，加热浓缩为清膏，再将阿胶加适量黄酒浸泡后隔水炖烊，冲入清膏和匀，最后加蜂蜜 300 克收膏即成。

贮存方法：用瓷罐或玻璃瓶等容器收贮备用，夏季注意放冰箱内保存。

服用方法：一次 15～20 克，每日 2 次。在两餐之间用温水冲服，3 个月为 1 个疗程。

注意事项：本方不适于痰热内盛者使用。

【病案举隅】

案一：反复发作气喘案

黄某，男性，80 岁。2012 年 12 月 7 日初诊。

现病史：反复发作性喘息 20 余年，常因受凉感冒诱发喘息，气促，夜间可闻及喘鸣音，服用解痉药后缓解。近年来时觉气短，动则加重。近因感冒诱发喘促，经住院输液治疗病情稍有好转，后经中药联合治疗病情趋稳定，出院要求服膏方调理。患者肺部 CT 报告示：肺气肿，肺纤维化；支气管感染。心电图报告示：ST 段改变；T 波倒置；偶发室性早搏。尿常规示：尿蛋白（＋＋＋）；尿糖（＋＋）；白细胞（＋）。生化检查：

心肌酶、乳酸脱氢酶升高，肌酸激酶升高。临床表现：喘促、气短，动则加重，时咳嗽有痰，色白而黏，纳可，休息尚可，二便基本正常。舌质暗红，舌干少苔，脉弦滑。血压 140/80mmHg。

辨证：心肺肾气阴两虚。

治则：补益心肺肾气血，化瘀通络，敛肺平喘。

拟膏方如下：

太子参 150 克　麦冬 120 克　五味子 90 克　百合 150 克　百部 100 克　紫菀 120 克　沙参 120 克　浙贝母 120 克　瓜蒌 150 克　陈皮 100 克　杏仁 100 克　前胡 100 克　苏子 60 克　葶苈子 60 克　丹参 150 克　山茱萸 150 克　枸杞子 150 克　女贞子 150 克　旱莲草 150 克　灵芝草 120 克　覆盆子 120 克　桑葚子 120 克　菟丝子 120 克　黄精 150 克　玉竹 100 克　郁金 90 克　当归 100 克　赤芍 100 克　川芎 60 克　熟地 120 克　炙麻黄 50 克　山药 200 克　仙灵脾 120 克　巴戟天 120 克　枳壳 50 克　鸡内金 100 克　桂枝 60 克　桔梗 50 克　芡实 100 克

另：阿胶 200 克，鹿角胶 200 克，木糖醇 300 克，西洋参 60 克，紫河车（研粉）60 克，黄酒 200 克。

上药除另加药外共煎 3 次，合并滤汁，加热浓缩成清膏，再加入烊化的阿胶及鹿角胶，西洋参另煎兑入，加紫河车粉，最后加入木糖醇收膏。每次 20 克，每日

2 次。

按：患者年事已高，病情较长，反复发作，日久心、肺、肾俱虚，阴阳俱损，治拟阴阳双补，益心气，敛补肺气，滋补肾气，培固根本，久病多瘀，故佐以活血化瘀通络，宣肺平喘，止咳化痰之品收工。

案二：慢阻肺频发肺部感染

唐某，女，71 岁。2004 年 2 月 22 日初诊。

现病史：反复咳嗽 20 余年。咳嗽、咳痰、气促，行动时加重。经常罹患肺部感染，需住院治疗。现咳嗽、喘息、气促，动则加重，咳痰白稠，腰酸痛，关节疼，纳可，面部微肿，有时心慌，大便不干，小便正常。心电图 ST 段改变，肌酐上升 110.8μmol/L；右侧脑室体旁有腔隙性脑梗塞；胸片示支气管炎、肺气肿、肺大泡。轻度脂肪肝；心脏彩超报告示左心大，心舒张功能降低。舌质暗红，苔白，脉沉弦滑。

辨证：心肺肾俱虚兼肺气失宣夹瘀。

治宜补益心肺肾，宣肺止咳，活血化瘀。

以生脉饮、肾气丸、血府逐瘀汤加减。

拟膏方如下：

太子参 150 克　麦冬 120 克　五味子 60 克　熟地 120 克　山茱萸 150 克　泽泻 100 克　桂枝 100 克　车前子 150 克　当归 120 克　川芎 90 克　赤芍 90 克　生地 120 克　桃仁 60 克　红花 60 克　桔梗 40 克　枳壳 50

克 柴胡60克 牛膝120克 苏子60克 白芥子60克
葶苈子60克 厚朴60克 杏仁90克 紫菀120克 地
龙100克 桑寄生120克 防己120克 鸡血藤120克
灵芝草100克 炙甘草60克

另：紫河车（研粉）40克，鹿角胶200克，阿胶
200克，人参60克，冰糖300克，黄酒200克。

上药除另加药外加水煎3次，合并滤汁，浓缩成清
膏，将鹿角胶、阿胶加入黄酒隔水烊化，人参另煎，将
人参汁和紫河车粉兑入收膏即成。每日10～20克，每
日2次。

按：患者病程较长，损其肺心肾，肺气受损，久病
多瘀，引起气血瘀滞，治拟补肺气，益心肾，益气宣
肺，使肺气肃降有常，活血化瘀，佐以通络止痛，使心
肺肾得补，肺气升降有肃，气血经络通畅，病情好转。

二、支气管哮喘

支气管哮喘是由多种细胞（如嗜酸性细胞、肥大细
胞、T细胞、中性粒细胞、气道上皮细胞）和结构细胞
参与的气道慢性炎症性疾病。属中医"哮喘"范畴。常
伴随气道反应性增高，导致哮喘反复发作，临床表现有
喘息、气促、胸闷或咳嗽等症状，多在夜间或凌晨发
生，此类症状常伴有广泛而多变的气流阻塞，可以自行
或通过治疗而逆转。哮喘反复发作可导致"慢阻肺"

"肺心病右心衰""肺性脑病""呼吸衰竭""心律失常"等多种"变证"，致病情加重，严重威胁着人的生命。

【变证分析】哮喘缓解期以脏腑功能失调为主。若哮病反复发作，寒痰伤及脾肾之阳，痰热耗灼肺肾之阴，则可以从实转虚，在平时表现为肺、脾、肾等脏器虚弱之候。由于三脏之间交互影响，可合而同病，表现为肺、脾、肾气虚及阳虚，或肺肾阴虚。本病若长年累月发作，可累及心、肾而引起肺胀，以致出现心悸、水肿等危重症候，亦可因哮喘严重发作，发生喘脱而救治不及引起死亡。

哮喘"变证"示意图

【用膏要点】

1. 哮喘缓解期不能单纯施补，"宜调、治、补结合"，即寓补于治，补中兼调，以减少哮喘急性发作的次数，防止各种"变证"的发生。应辨证拟方，因人而异开具处方、用药。

2. 哮喘缓解期患者，一年四季均可服用膏方。因哮喘冬天易发病或加重，缓解期多在夏季。故可采用"冬病夏治"法，于夏令进行调补，并配合中药"三伏"穴位贴敷，以提高疗效。

【病案举隅】

案一：哮喘反复发作

于某，男性，69 岁。2012 年 12 月 2 日初诊。

现病史：患者有哮喘病史，发作时喘甚，时有心慌，冬季发病次数较多，有时秋收、麦收时也有发作，发作时喘甚，有哮鸣音。这次发作经住院输液，症状缓解，要求用膏方巩固治疗。现有微喘伴咳嗽有少量痰，活动无力，有时心慌，精神尚可，纳可，二便正常，舌质淡红，苔薄白，脉沉弦。血压 138/80mmHg。

治宜益气健脾，补肾纳气，宣肺平喘。

处以生脉饮、肾气丸、定喘汤加减。

拟膏方如下：

太子参 150 克　麦冬 120 克　五味子 100 克　熟地 120 克　山药 200 克　山茱萸 150 克　茯苓 120 克　沉香 60 克　磁石 120 克　桂枝 90 克　牛膝 100 克　苍术 100 克　白术 120 克　陈皮 100 克　厚朴 60 克　桔梗 60 克　柴胡 60 克　枳壳 60 克　当归 100 克　丹参 120 克　桃仁 100 克　麻黄 60 克　白果 100 克　苏子 100 克　白

芥子90克 葶苈子100克 百部100克 紫菀100克 地龙120克 鸡内金100克 麦芽120克

另：阿胶300克，鹿角胶150克，冰糖200克，蜂蜜400克，黄酒200克。

将上药除另加药外加水煎3次，合并滤汁，加热浓缩为清膏，将黄酒与阿胶、鹿角胶隔水烊化，加冰糖、蜂蜜收膏。每次15～20克，一日2次，早晚服用，温开水冲服。

按：本案患者患哮喘多年，反复发作，病久损及脾肾为本，喘咳为标，故以益气健脾、补肾纳气固其本，宣肺定喘治其标。故以生脉饮、肾气丸益气补肾固本，以定喘汤治其标，标本兼治，巩固疗效，以防复发。

案二：哮喘反复发作

杨某，女，65岁。2013年2月20日初诊。

现病史：患者有哮喘病史30多年，反复发作，有高血压病，血压在140～160/85～98mmHg。心电图示ST段改变，窦性心动过速。身体偏胖，倦怠乏力，腰酸，纳可，休息可，口干不欲饮，咳嗽胸闷、喘，血糖偏高，大便每日一次、质正常，小便正常。舌尖红苔薄白，脉弦。现血压142/90mmHg。

治宜补益心肾，调补阴阳，纳气固本，佐以止咳平喘。

拟膏方如下：

太子参 150 克　麦冬 10 克　五味子 60 克　桂枝 100 克　白芍 120 克　龙骨 250 克　牡蛎 250 克　女贞子 120 克　旱莲草 120 克　丹参 150 克　补骨脂 120 克　菟丝子 120 克　茯苓 120 克　生地 120 克　熟地 120 克　仙灵脾 120 克　黄精 120 克　合欢花 120 克　灵芝草 120 克　山茱萸 120 克　当归 100 克　枸杞子 120 克　紫河车 50 克　桔梗 60 克　柴胡 60 克　枳壳 120 克　麦芽 150 克　鸡内金 120 克　浙贝母 120 克　百部 120 克　紫菀 120 克　苏子 90 克

另：西洋参 100 克，鹿角胶 200 克，阿胶 200 克，黄酒 200 克，木糖醇 35 克。

上药除另加药外加水分煎 3 次，过滤浓缩为清膏，西洋参另煎兑入，鹿角胶、黄酒、阿胶隔水烊化，后同木糖醇加入收膏。每次 15～20 克，每日 2 次，早晚空腹服用。

按：患者杨某有哮喘病史 30 余年，继而患高血压，心肌供血不足，血糖偏高，久损心肾，阴损其阳，致阴阳俱虚，反复发作，日久不愈，治宜补益心肾，调补阴阳，纳气固本，止咳平喘，调节中枢。以生脉饮、西洋参益气养阴；以地黄丸、二至丸、仙灵脾、补骨脂调补阴阳；百部、紫菀、苏子宣肺平喘，共成补益心肾，调补阴阳，固本纳气，宣肺平喘之剂。

三、胃炎

胃痛是由外感邪气，或内伤饮食、情志，脏腑功能失调等导致气机郁滞，胃失所养，引起胃脘部疼痛不适为特征的病症。

胃痛属西医的"急慢性胃炎""十二指肠溃疡""胃溃疡"等范畴，是一种临床常见病，特别是慢性胃痛者，经反复发作，给患者带来很大的痛苦及经济负担，而中医膏方在防治胃痛方面有着很好临床疗效。

【变证分析】胃痛的发生，常因外感邪气，或内伤饮食、情志，气机不畅，胃气失和所致，日久出现脾胃虚弱，胃失濡养而导致胃痛反复发作。病情日久可发生胃及十二指肠溃疡、穿孔，甚至胃癌等变证。

【用膏要点】

1. 胃痛用膏要辨别虚实，本病初起多为实证，可给予中药汤剂治疗，病变日久导致胃阴亏虚或脾胃虚寒，此虚证最适用于中医膏方治疗。

2. 胃痛用膏方调理要照顾"变证"，如胃及十二指肠溃疡出血、胃癌等，此时用膏要根据变证不同，或不同的变证倾向，在选方用药时要加防治变证的中药，从而在达到治疗本证的同时，又预防了变证的出现。

3. 理气和胃治疗原则贯穿于各型膏方中。

胃痛"变证"示意图

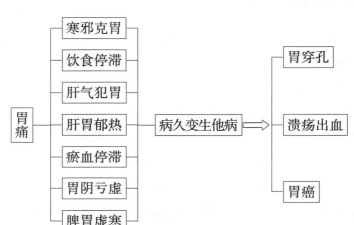

【膏方选介】

膏方一

方名：滋阴和胃膏。

组成：南沙参 120 克　北沙参 120 克　天冬 100 克
麦冬 100 克　生地 100 克　当归 100 克　川楝子 60 克
白芍 150 克　玄参 200 克　佛手 120 克　甘草 150 克

功用：滋阴和胃，理气止痛。

适用范围：胃脘隐隐灼痛，饥不欲食，咽干口燥，
五心烦热，大便干结，舌质稍红或干红，无苔或剥苔，
脉弦细。

制作方法：将上药加清水煎 3 次，合成滤液，加热

浓缩为清膏，加入蜂蜜 300 克收膏即成。

贮存方法：用瓷罐或玻璃瓶等容器收存备用。

服用方法：每次 15～20 克，每日 2 次，餐后用温开水冲服，每 3 个月为 1 个疗程。

注意事项：脾胃湿热和脾胃虚寒者不宜服用。

膏方二

方名：温胃止痛膏。

组成：黄芪 300 克　党参 150 克　熟附块 90 克　肉桂 60 克　苍术 120 克　白芍 120 克　甘松 200 克　白檀香 120 克　吴茱萸 30 克　甘草 30 克

功用：温中和胃，理气止痛。

适用范围：胃痛隐隐，绵绵不休，喜温喜按，空腹痛甚，进食稍减，畏寒肢冷，便溏，舌淡苔薄，脉细弦。

制作方法：将上药加清水煎 3 次，合并滤液，加热浓缩成清膏，加入蜂蜜 300 克收膏即成。

贮存方法：用瓷罐或玻璃瓶等容器收贮备用。夏季注意放冰箱内保存。

服用方法：每次 15～20 克，每日 2 次，餐后用温开水冲服，每 3 个月为 1 个疗程。

注意事项：湿热及阴虚者不宜服用。

【病案举隅】

案一：慢性胃炎

申某，男，52岁。2014年4月12日初诊。

病史：患者有胃病史多年，经常胃部不适，食后微胀，有时有灼热感，经胃镜检查报告示浅表性胃炎伴糜烂，C13诊断有幽门螺杆菌感染，时有口干，时有口苦，饮食可，夜晚休息可，大便正常，前列腺肥大。生化检查：球蛋白稍低：16.2g/L，白蛋白比值3∶15，血红蛋白浓度165g/L。舌质淡，苔薄白，脉沉弦。血压135/80mmHg。

辨证：脾虚，肝胃不和伴有胃脘湿热。

治宜疏肝和胃，健脾益气，清热祛湿。

拟膏方如下：

黄芪300克　桂枝90克　白芍200克　苍术120克　川芎90克　香附100克　神曲150克　蒲公英150克　白花蛇舌草120克　丹参120克　党参120克　白术120克　茯苓10克　佛手100克　枳壳90克　麦芽150克　浙贝母150克　砂仁90克　鸡内金100克　夏枯草150克　牡丹皮90克　桃仁100克　栀子60克　柴胡90克　桔梗50克　牛膝15克　陈皮120克　炙甘草60克　太子参150克

另：鹿角胶150克，阿胶150克，龟甲胶150克，黄酒250克，冰糖300克，蜂蜜300克。

将上药除另加药外加水煎 3 次滤液，合并浓缩为清膏。另外将鹿角胶、龟甲胶、阿胶与黄酒隔水烊化，将蜂蜜、冰糖炼好，兑入收膏。

开始 7 天，每日 20 克。以后每日 40 克，早晚各 1 次，饭前空腹服用，连用 3 个月。

按：《金匮要略》云："四季脾旺不受邪。"该病中气虚已明，再则"通则不痛"，病久瘀血之证亦里，故方中以四君子汤和黄芪建中汤健脾益气、培中养胃，越鞠丸加减以疏肝和胃、健胃消食，丹参、桃仁、丹皮、活血化瘀，蒲公英、白花蛇舌草、栀子清热解毒、抑杀幽门螺杆菌，牛膝、桔梗、柴胡、枳壳调节升降、开阖中枢，浙贝母、夏枯草软坚散结、修复受损黏膜，共起益气健脾，疏肝和胃，消食理滞，清热抑菌，活血祛瘀，修复胃膜损伤之功。

四、心悸

心悸是指病人自觉心中悸动、惊惕不安，甚则不能自主的一种病证，病情较轻者为惊悸，病情较重者为怔忡。

根据本病的临床表现，各种原因引起的心律失常，如心动过速、心动过缓、早搏、心房颤动或扑动、房室传导阻滞、病态窦房结综合征、预激综合征以及心功能不全，一部分神经官能症等均可有心中悸动、惊惕不安的表现，特别是在生活节奏加快的今天，此病发病率更是逐年增长，轻者可稍感心中不适，重者可严重影响正常的工作生活，甚者危及患者生命。因此，该病越来越引起人们的重视。中医膏方在其防治方面疗效显著，值得推广应用。

【变证分析】心悸的病位在心，与肝、脾、肾、肺四脏密切相关，心悸的发病，或由惊恐恼怒动摇心神，致心里不安而为惊悸；或因久病体虚，劳累过度，耗伤气血，心神失养而为心悸。若虚极邪盛，无惊自悸，惊动不已，则谓怔忡。重者心悸脉象过数、过迟，频繁结代，或乍疏乍数者，治疗颇为棘手，兼因失治，误治，预后较差，甚至出现喘促、水肿、胸痹心痛、厥证、脱证等变证、坏证。若不及时抢救治疗，预后极差，甚至猝死。

【用膏要点】心悸的治疗应分虚实，虚证分为气虚、血虚、阴虚、阳虚，气虚者补气，血虚者养血，阴虚者滋阴，阳虚者温阳；实证多见于痰阻、饮停、火扰、血瘀，治以祛痰、化饮、清火、行瘀为法。但本病以虚实错杂为多见，且虚实的主次、缓急各有不同，故治当相应兼顾。由于心悸以心神不宁为其病理特点。故应酌情配入镇心安神之剂。心为君主之官，心神受累，诸脏难安，故治疗要及时，以防变证。本病重症怔忡多缠绵难愈，需长期治疗。中医膏方服用方便，口感多好，便于长期服用。针对该病既要治更要防，而膏方在其防治中，特别是对虚证的防治疗效突出，应积极推广应用。

心悸"变证"示意图

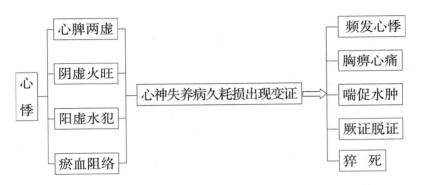

【膏方选介】

膏方一

方名：加减归脾膏。

组成：太子参 300 克　黄芪 300 克　炙甘草 120 克炙远志 120 克　莲子心 90 克　白术 200 克　熟地 100 克当归 200 克　龙眼肉 300 克　茯神 200 克　酸枣仁 300克　木香 100 克　山药 200 克　柏子仁 200 克　茯苓200 克　阿胶 300 克

功用：益气健脾，安神宁心。

适用范围：心悸、胸闷、胸痛，或见气短乏力，神疲乏力，面色少华，纳呆食少，腹胀便溏，少寐多梦，健忘，舌淡红，脉细弱。发病早期尽早服用，或虽无心悸，但感神疲乏力、纳呆食少，即可服用以防心悸。

制作方法：将上药除阿胶外，加清水煎 3 次，合并滤液为清膏，然后将阿胶用黄酒浸泡，隔水加热烊化，兑入清膏中，加蜂蜜收膏即成。

贮存方法：用瓷罐或玻璃瓶等容器收贮备用。夏季注意放冰箱内保存。

服用方法：每晨服一匙，开水冲服。

注意事项：本膏专为虚弱之证而设。凡身体健康，并无虚证表现者，不宜滥用，以免阴阳失调；邪盛而正气不虚者亦不宜使用，以免闭门留寇。

膏方二

方名：养阴安神膏。

组成：莲子心 100 克　芍药 200 克　麦冬 200 克酸枣仁 300 克　茯神 200 克　生地 200 克　熟地 200 克远志 200 克　柏子仁 200 克　丹参 200 克　炒知母 200克　牡丹皮 200 克　鸡子黄 10 个　阿胶 300 克

功用：滋阴清火，养心安神。

适用范围：症见心悸易惊，心烦失眠，五心烦热，口干，盗汗，思虑劳心则症状加重，伴耳鸣腰酸，头晕目眩，急躁易怒，舌红少津，苔少或无，脉象细数；或无心悸，但见阴虚内热表现，如烦热盗汗，双颧潮红，手足心热等亦可服用，以防心悸。

制作方法：将上药除阿胶外，加清水煎 3 次，合并滤液，加热浓缩为清膏，然后将阿胶用黄酒泡，隔水加热烊化，兑入浓缩清膏中，再加蜂蜜收膏即成。

贮存方法：用瓷罐或玻璃瓶等容器收贮备用。夏季注意放冰箱内保存。

服用方法：每次15～20克，每日2次，在两餐之间用温水冲服，每1个月为1个疗程，或服用至症状消失。

注意事项：本膏所用中药多甘寒滋腻。凡脾胃虚弱，痰湿内阻，腹满便溏者不宜用。

【病案举隅】

案一：心悸

王某，女，43岁。2013年4月4日初诊。

现病史：患者全身乏力，醒后出汗，时而心慌，前段时间因情绪不好，心悸住院治疗5天，后症状好转。近日，仍有心悸，休息差，纳可。四肢冷，畏寒。月经先期，量可，二便正常。舌质暗淡，苔微厚，脉沉弦。血压100/65mmHg。

辨证：心脾两虚，阳虚兼瘀。

治宜益气健脾，补养气血，温阳活血化瘀。

拟膏方如下：

当归100克　川芎50克　白芍100克　熟地120克
党参120克　黄芪200克　太子参100克　麦冬100克
五味子60克　白术100克　茯苓100克　薏苡仁200克

郁金 100 克　丹参 120 克　红花 60 克　远志 100 克　酸枣仁 100 克　陈皮 100 克　山茱萸 120 克　枸杞子 120 克　菟丝子 100 克　仙灵脾 100 克　巴戟天 100 克　桂枝 90 克　浮小麦 200 克　桔梗 50 克　枳壳 60 克　牛膝 100 克　柴胡 60 克　麦芽 100 克　鸡内金 100 克

另：阿胶 150 克，龟甲胶 150 克，鹿角胶 150 克，蜂蜜 300 克，冰糖 350 克，黄酒 250 克。

将上药除另加药外加水煎 3 次，合并滤汁，加热浓缩成清膏。另外，用黄酒泡龟甲胶、鹿角胶、阿胶，隔水加热烊化，蜂蜜、冰糖炼化兑入收膏。用封袋机将膏封袋，每袋 15～20 克。

每日开始 1 次，饭前用水冲服。1 周后每日 2 袋，1 个月为 1 个疗程，直到症状消失。

按：患者心悸，为心脾两虚，气血虚弱，病久损及阳气，故四肢冷、畏寒，拟用圣愈汤、四君子汤，补益气血，健脾益气；山茱萸、枸杞子、桂枝、巴戟天、仙灵脾补肾温阳；三胶阴阳双补；枳壳、桔梗、牛膝、柴胡调节升降中枢，共成益气健脾，补益气血，温阳补肾，固表，安神定悸之方。

五、冠心病

冠心病是冠状动脉粥样硬化性心脏病的简称，是指冠状动脉粥样硬化导致的心肌缺血、缺氧而引起的心脏病，可以没有临床症状，仅在体检时发现心电图改变，或者出现发作性的胸部憋闷、疼痛。该病多因劳累、情绪波动、饱餐、寒冷、便秘、疲乏等诱发或症状加重。该病属中医的"胸痹心痛"的范畴，为本虚标实之证，本虚包括气、血、阴、阳不足；标实包括瘀血、痰浊、寒凝、气滞，病机是血脉不通，心脉失养。

近年来，该病发病率呈上升趋势，并有年轻化倾向，严重威胁人们的健康，若能在还没发病时，针对该病的高危人群采取防护措施，将对该病的防治起到积极作用，而中医膏方适用于高危人群，正是重要的防治措施之一。

【变证分析】胸痹的部位在心，涉及肝、脾、肾三脏。轻者多为胸阳不振，阴寒之邪上乘。重者为痰瘀交阻，壅塞胸中，气机痹阻。严重者部分心脉突然闭塞，气血运行中断，可见心胸猝然大痛，而发为"真心痛"。

现代医学将"冠心病"分为无症状性心肌缺血、稳定型心绞痛、不稳定型心绞痛、心肌梗死、猝死等类型。如果诊治不及时，在其发病过程中容易出现频发心绞痛、心肌梗死、心力衰竭、恶性心律失常、猝死等。

【用膏要点】胸痹的治疗应分标本虚实，先治其标，后治其本；先以祛邪入手，然后再予扶正；必要时可根据虚实标本的主次，兼顾同治。标实当泻，针对气滞、血瘀、寒凝、痰浊而疏理气机，活血化瘀，辛温通阳，泻浊豁痰，尤重活血通脉治法；本虚宜补，权衡心脏阴阳气血不足，有无兼见肝脾肾等脏之亏虚，补气温阳，滋阴益肾，纠正脏腑偏衰，尤其重视补益心气之不足。本病为痼疾，需长期治疗，中医膏方适宜长期服用。

【膏方选介】

膏方一

方名：理气逐瘀膏。

组成：川芎200克　桃仁200克　红花200克　赤芍200克　柴胡100克　枳壳100克　当归200克　生地200克　降香100克　郁金200克　香附150克　青皮150克　元胡150克　合欢皮200克　丹参200克　鸡血藤300克

功用：理气化瘀，通脉止痛。

适用范围：心腹疼痛，呈胀痛或刺痛，痛有定处，入夜为甚，甚则胸痛彻背，背痛彻心，或痛引肩背，伴有胸闷，日久不愈，时欲叹息，遇情志不遂时容易诱发或加重，舌质暗红，或紫暗，有瘀斑，舌下瘀筋，苔薄，脉弦涩。

制作方法：将上药加水煎3次，合并滤液，加热浓缩为清膏，加入阿胶300克，蜂蜜300克，黄酒250克隔水烊化兑入，收膏即成。

服用方法：每晨15～20克，开水冲服。

注意事项：气血亏虚者及孕妇慎用，月经过多者慎用，有出血倾向者不宜适用。

膏方二

方名：祛瘀通阳膏。

组成：瓜蒌300克　薤白300克　半夏200克　南星100克　人参300克　茯苓200克　甘草100克　石菖蒲200克　陈皮100克　枳实100克　桂枝200克　细辛30克　干姜200克　补骨脂200克　仙灵脾200克　川芎150克　元胡150克

适用范围：胸闷痛，或猝然心痛如绞，心痛彻背，喘不得卧，多因气候骤冷或骤感风寒而发或加重，痰多，气短，肢体沉重，形体肥胖，遇阴雨天气发作或加重，伴形寒，甚则手足不温，冷汗自出，舌体胖大，舌边有齿痕，苔浊腻或白滑，脉沉紧或沉细。

制作方法：将上药加水煎3次，合并滤液，加热为清膏，加蜂蜜300克，收膏即成。

贮存方法：用瓷罐或玻璃瓶等容器收贮备用，夏季注意放冰箱内保存。

服用方法：每次1匙，开水冲服。

注意事项：本膏性燥，阴虚阳亢者慎用。

膏方三

方名：益气养血膏。

组成：人参150克　黄芪200克　白术150克　茯

苓 200 克　熟地 300 克　当归 200 克　白芍 200 克　肉桂 100 克　制首乌 200 克　川芎 150 克　五味子 150 克麦冬 200 克

功用：益气养血。

使用范围：胸闷隐痛，时作时休，心悸气短，动则益甚，伴倦怠乏力，气息低微，面色苍白，易汗出，舌质浅红，舌体胖边有齿痕，舌苔白，脉虚细缓或结代。

制作方法：将上药加水煎 3 次，合并滤液，加热浓缩为清膏，再将阿胶 200 克加适量黄酒浸泡后隔水炖烊，冲入清膏和匀，最后加蜂蜜 300 克收膏即成。

贮存方法：用瓷罐或玻璃瓶等容器收贮备用，夏季注意放冰箱内保存。

服用方法：每晨 1 匙，开水冲服。

注意事项：本膏滋腻，痰湿气滞等实证患者不宜服用。

【病案举隅】

案一：冠心病、心绞痛

马某，女，72 岁。2014 年 2 月 14 日初诊。

现病史：患者时有心前区不适、胸闷，有时刺痛，背部有疼痛，1 年前 CT 报告有脑梗塞，本次 CT 检查未见异常，心电图报告示 ST 段改变，有供血不足。生化检查：甘油三酯 2.37mmol/L；其他正常。现时有头痛头晕，血压服降压药能控制在正常范围，有时心慌，口不干不渴，纳可，休息可，舌质暗红，苔白，脉沉弦。血压120/80mmHg。

辨证：胸痹本虚标实。

治宜益气养血、补肾、活血化瘀。

拟膏方如下：

当归120克　白芍150克　川芎90克　生地150克桃仁120克　红花90克　桔梗60克　牛膝150克　枳壳60克　柴胡60克　郁金120克　佛手90克　丹参150克　太子参120克　麦冬120克　五味子90克　天麻150克　苍术120克　茯苓120克　白术120克　灵芝草100克　瓜蒌150克　黄芪300克　山茱萸120克枸杞子120克　菊花90克　何首乌120克　草决明150克　西洋参60克

另：阿胶200克，鹿角胶200克，冰糖300克，蜂蜜300克。

将上药除另加药外加水煎3次，合并滤液，加热浓缩成清膏。西洋参另煎兑入。将阿胶、鹿角胶加黄酒250克浸泡，隔水炖烊，冲入清膏，将冰糖、蜂蜜炼熟兑入收膏。

用封膏机封袋，每袋15～20克。

开始1周，每次1袋，每日1次空腹服，以后每日

2 次，早晚服，连服 2 个月。

按：胸痹心痛多因本虚标实所致，治疗亦应标本兼顾，在驱邪的同时加用扶正之品。患者心肾两虚，兼有气血瘀滞，因而在膏方组合方面以补益肾气和益心气阴为主。以鹿角胶、阿胶、山茱萸、枸杞子、何首乌平补肾气，以西洋参、生脉饮平补心气阴。在扶正的基础上佐以血府逐瘀汤加味，活血化瘀，理气止痛，共同组成补益心肾之本，加用活血化瘀、理气止痛之药的膏方，起到扶正祛邪的作用。

六、高血压病

高血压病是一种以动脉血压持续升高为特征的进行性心血管损害的疾病，在未用降压药的情况下，做 3 次测量，收缩压 ≥140mmHg 和或舒张压 ≥90mmHg，可诊断为高血压；对既往患有高血压，目前正在服用抗高血压者，血压虽低于 140/90mmHg，也应诊断为高血压。

高血压一般分为继发性高血压和原发性高血压。由某些疾病引起的血压增高，称为继发性高血压，约占高血压患者的 5% ~ 10%；原因不明的高血压称为原发性高血压。

血压的定义和分类

正常血压	<120	<80
正常高值	120～139	80～89
Ⅰ级（轻度）	140～159	90～99
Ⅱ级（中度）	160～179	100～109
Ⅲ级（重度）	≥180	≥110
单纯收缩高血压	≥140	<90

高血压是心、脑血管病、肾病发生的最主要的危险因素。据统计，我国心脑血管病发生和死亡者，一半以上都与高血压有关。积极治疗高血压，大力开展高血压病的防治，是防治心脑血管病的关键。

在中医古代文献中没有"高血压"这个名称。根据高血压的临床症状，可归入中医"头痛""眩晕"范畴。

【变证分析】高血压病多由情志失常、饮食内伤、体虚久病、失血劳倦等引起，而致风、火、痰、瘀上扰清窍或精亏血少，以清窍失养为基本病机，与肝、脾、肾三脏功能失常关系密切。肝肾阴虚，气血不足为本，风、火、痰、瘀为标。一般新病多实，久病多虚，病久常虚中夹实，虚实夹杂。高血压病日久失治，若痰浊瘀血阻滞，心脉不畅，可导致心悸、怔忡、胸痹；若肝肾之阴渐亏，而阳亢之势日甚，阴亏阳亢，阳化风动，血随气逆，夹痰夹火，上蒙清窍，横窜经络，可形成中风；若久病伤肾，可致肾气虚衰，不能化气行水，遂使膀胱气化失常，开阖不利，引起水液潴留体内，泛滥肌肤，而成水肿。

高血压病"变证"示意图

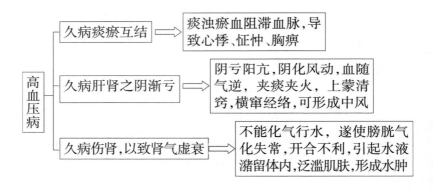

【用膏要点】

1. 高血压病用膏要辨清虚实，一般新病多实、久病多虚，或虚中夹实。用药要注意补虚泻实，调整阴阳。实证以潜阳、泻火、化痰、逐瘀为主要治法；虚证以填精生髓、滋补肝肾为主要治法。

2. 高血压病的膏方治疗要调肝、健脾、补肾。忧郁恼怒，可致肝疏泄失常，肝气不调，气郁化火，肝阳上亢，肝风内动，发为高血压病，故要调肝；忧思劳倦，饮食失节皆可使脾胃功能受损，运化失常，水液不运，痰饮内停，阻滞气机，气血阴阳紊乱而使血压升高，故要健脾；肾为先天之本，阴阳之根，藏精升髓，肾精衰退，肾阴阳失调，肝木失于濡养，出现肝阴不足，虚风内动，引起高血压病，故要补肾。

3. 高血压病日久发生"变证"，如心悸、怔忡、胸痹、中风、水肿等。此时，应根据病证变化，辨证施膏兼顾全面，力求"本证"与"变证"同治。

【膏方选介】

膏方一

方名： 健脾化痰祛瘀膏。

组成： 黄芪 150 克　茯苓 150 克　白术 100 克　汉防己 100 克　玉米须 100 克　泽泻 90 克　黄柏 100 克　半夏 100 克　陈皮 90 克　枳壳 90 克　柴胡 60 克　山楂 150 克　炒莱菔子 100 克　大黄 60 克　丹参 150 克　当归 150 克　水蛭 90 克　土鳖虫 90 克　赤芍 150 克　川芎 100 克　杜仲 150 克　何首乌 150 克　石斛 100 克　生地 150 克　葛根 90 克　天麻 90 克　炒决明子 100 克　蜂蜜 300 克

功用： 健脾化痰泻浊，行气化瘀，兼以养阴平肝。

适用范围： 高血压之痰瘀互结型，眩晕头重如蒙，胸闷作恶，呕吐，痰证，健忘，失眠，心悸，面唇紫暗，舌瘀点或瘀斑，苔白腻，脉弦滑。

制作方法： 上药除蜂蜜外，加水煎煮 3 次，滤汁去渣，合并滤液，加热浓缩为清膏，再加蜂蜜收膏即成。

贮存方法：用瓷罐或玻璃瓶等容器收贮备用。夏季注意放冰箱内存放。

服用方法：每次 15～20 克，每日 2 次，在两餐之间用温水冲服。1 个月为 1 个疗程，或服用至症状消失。

注意事项：津伤较重及阴虚重者不宜使用。孕妇忌用。

膏方二

方名：养阴息风膏。

组成：天麻 150 克　生地 200 克　熟地 200 克　山茱萸 100 克　泽泻 100 克　桑葚子 150 克　白芍 150 克　女贞子 200 克　旱莲草 150 克　钩藤 300 克　石决明 150 克　珍珠母 150 克　生龙骨 300 克　生牡蛎 300 克　川牛膝 100 克　桑寄生 200 克　丹参 150 克　石斛 100 克　神曲 100 克　鳖甲 150 克　龟甲胶 100 克　阿胶 200 克　蜂蜜 300 克

功用：补益肝肾，平肝息风。

使用范围：高血压之肝肾阴虚型，眩晕耳鸣，腰膝酸软，精神萎靡，烦躁失眠，烘热口干，苔少，舌质偏红，脉弦细数。

制作方法：上药除龟甲胶、阿胶、蜂蜜外，其余药物加水煎煮 3 次，滤汁去渣，合并滤液，加热浓缩为清膏，再将龟甲胶、阿胶隔水炖烊。冲入和匀，最后加蜂蜜收膏即成。

贮存方法：用瓷罐或玻璃瓶等容器收贮备用，或用封袋机封袋存用。夏季注意放冰箱内存放。

服用方法：每次 15～20 克，每日 2 次，在两餐之间用温水冲服。1 个月为 1 个疗程，或服用至症状消失。

注意事项：脾虚泄泻者慎用。

出处：汪文娟，家庭常用膏方事典［M］．上海：上海文化出版社，2007：125

膏方三

方名：养阴平肝化瘀膏。

组成：西洋参 100 克　铁皮石斛 300 克　珍珠母 350 克　煅龙骨 350 克　煅牡蛎 350 克　生地 250 克　天麻 120 克　决明子 150 克　桑枝 150 克　杭白菊 120 克　山楂 150 克　葛根 250 克　海藻 150 克　怀牛膝 200 克　白蒺藜 150 克　钩藤 100 克　虎杖 150 克　黄芪 150 克　薏苡仁 300 克　丹皮 100 克　桃仁 100 克　当归 100 克　赤芍 100 克　白芍 100 克　生蒲黄 100 克　玉竹 150 克　丹参 150 克　生首乌 200 克　泽泻 100 克　苍术 120 克　夏枯草 200 克　知母 100 克　黄柏 100 克　灵芝破壁孢子粉 100 克　龟甲胶 200 克　鳖甲胶 200 克　冰糖 250 克

功用：养阴滋补，平肝息风，化瘀息风。

适用范围：高血压、头痛、头晕、耳鸣、失眠、心悸、烦躁、无力、肢麻。

制作方法：上药除龟甲胶、鳖甲胶、西洋参、石斛、冰糖、灵芝破壁孢子粉外，其余药物加水煎煮3次，滤汁去渣，合并滤液，加热浓缩成清膏，西洋参、石斛另煎，取汁兑入，再将龟甲胶、鳖甲胶隔水炖烊，冰糖溶化后，冲入清膏和匀，最后加灵芝破壁孢子粉收膏即成。

贮存方法：用瓷罐或玻璃瓶等容器收贮备用。或用封袋机封袋存用。夏季注意放冰箱内存放。

服用方法：每次15～20克，每日2次，在两餐之间用温水冲服。1个月为1个疗程，或服用至症状消失。

注意事项：脾虚泄泻者慎用，服药期间忌食萝卜。

出处：施仁潮，膏方宝典［M］．人民卫生出版社，2007：37

【病案举隅】

案一：中年高血压案

魏某，男，40岁。2010年6月7日初诊。

现病史：间断性头昏头沉半年，加重1个月。患者有高血压病史1年余，开始症状不明显，以后逐渐加重。血压最高至170/120mmHg，平时160/110mmHg，服得高宁20mg，2次/日，血压控制在140/90mmHg左右。近1个月来头晕头沉加重，健忘，血脂稍偏高，有轻度脂肪肝，平时有烟酒嗜好。2010年6月7日来诊，患者面红色暗，身体偏胖，口干不甚渴，纳可，休息尚可，有时心烦，二便正常，舌质红苔白微厚，脉弦滑。血压 150/95mmHg。

辨证：肝阳上亢，痰阻脉络。

治宜平肝潜阳，祛痰通络，滋阴补肾。

拟膏方如下：

天麻 300 克　钩藤 150 克　桑寄生 120 克　怀牛膝 250 克　葛根 150 克　水蛭 150 克　川芎 100 克　菊花 120 克　白蒺藜 150 克　石决明 250 克　太子参 120 克　郁金 120 克　九节菖蒲 100 克　当归 120 克　玄参 150 克　黄连 40 克　枸杞子 120 克　山茱萸 120 克　生龙骨 300 克　牡蛎 300 克　生赭石 300 克　苍术 100 克　白术 120 克　桔梗 40 克　枳壳 50 克　草决明 200 克　山楂 150 克　泽泻 100 克　何首乌 150 克　灵芝草 150 克　杜仲 100 克　丹参 120 克　鸡血藤 120 克

另：阿胶 120 克，龟甲胶 150 克，鳖甲胶 150 克，冰糖 400 克。

除另加药外，其余药加水煎 3 次，滤液合并，浓缩为清膏。再将阿胶、龟甲胶、鳖甲胶隔水炖烊。冰糖炼化，加入清膏收膏即成。

用保鲜盒装，每次 20 克，每日 2 次，早晚空腹服，开始 7 天每日 1 次，无不良反应每日 2 次。

按：患者身体偏胖，有烟酒嗜好，热盛耗阴，阴虚不能潜阳，故致阴虚阳亢，症见面色暗红、头晕头沉；

身体偏胖，痰湿内盛，上犯心窍，故头沉、健忘、血脂高；脾失健运，痰浊内生，引起脂肪肝，故以天麻钩藤饮加减，以滋阴潜阳，镇肝息风；以二术健脾运湿祛浊，佐山楂、泽泻、何首乌祛脂降浊；当归、丹参、鸡血藤活血化瘀通络，共奏滋阴潜阳、镇肝息风、活血通络、祛脂运脾降浊之功。

案二：高血压伴高血脂案

宋某，男，39 岁。2011 年 12 月 16 日初诊。

病史：头晕时有头痛 2 个月，有高血压病史 2 年，血压 130～180/90～120mmHg，经常服缬沙坦类降压药，服用后降压效果尚可，但近期时有头痛头晕，纳可，睡眠可，口不甚干，二便正常。血脂：总胆固醇 7.1mmol/L，甘油三酯 4.06mmol/L。现血压 160/100mmHg，腰酸，口苦，舌质红，苔薄黄，脉弦滑。

辨证：脾胃两虚，阴虚阳亢，湿浊内停。

治宜滋补肝肾，健脾祛浊，清肝息风潜阳。

拟膏方如下：

天麻 180 克　钩藤 150 克　桑寄生 150 克　牛膝 200 克　山药 300 克　山茱萸 120 克　枸杞子 120 克　丹参 200 克　草决明 200 克　黄芩 100 克　鸡血藤 100 克　何首乌 120 克　白蒺藜 150 克　生山楂 180 克　泽泻 120 克　茯苓 120 克　桔梗 50 克　枳壳 60 克　柴胡 40 克　地龙 120 克　水蛭 40 克　杜仲 100 克　巴戟天

100 克　续断 100 克　灵芝草 100 克　黄芪 300 克　太子参 120 克

另：龟甲胶 300 克，阿胶 150 克，蜂蜜 300 克，冰糖 300 克。

除另加药外，其余药加水煎 3 次，滤液合并，浓缩为清膏。再将阿胶、龟甲胶隔水烊化，加入清膏，将冰糖、蜂蜜熬熟兑入，收膏即成。

封膏机封袋，每袋 20～30 克，每次 1 袋，每日 2 次，早晚空腹服用。

按：患者平时工作繁忙，思想压力大，致使年龄不大而患高血压。生活无规律，饮食失节，脾失健运致使湿浊内停，出现血脂偏高，耗伤肝肾阴液致使肝阳亢盛，头晕头痛，以天麻、钩藤、白蒺藜、桑寄生、牛膝、草决明平肝潜阳；山药、山茱萸、枸杞子、龟甲胶、阿胶、黄芩、玄参、灵芝滋补肝肾、清除内热；杜仲、巴戟天有阳中求阴之功；丹参、桃仁、地龙、水蛭活血化瘀通络；郁金、内金、山楂、泽泻、何首乌、草决明祛湿浊，且现代医学报道有明显降脂作用；柴胡、枳壳、桔梗、牛膝升降中枢；黄芪、太子参补益正气，共奏滋补肝肾、滋阴潜阳、健脾祛浊之功，使阴阳平，痰湿去，正气复，病情向愈。

案三：高血压伴中度脂肪肝、颈椎病

韩某，男，55 岁。2010 年 6 月 7 日初诊。

现病史：患者系电厂职工，工作繁忙，有高血压病史 1 年余。患者有颈椎病后血压升高 148～168/90～100mmHg，时有头痛头晕，在家自服降压药，血压可维持在 148/85～95mmHg。现时有头痛头晕、失眠，饮食正常，有时口干。身体偏胖、超重，有中度脂肪肝，血脂、血糖均在正常范围。舌质尖红，苔厚微腻色黄，脉象弦滑。血压 145/89mmHg。

辨证：痰湿内阻，气血瘀滞。

治宜健脾祛湿化浊，活血化瘀通络，佐平肝息风。

拟膏方如下：

苍术 150 克　白术 150 克　草决明 150 克　薏苡仁 200 克　菖蒲 100 克　海藻 300 克　郁金 100 克　合欢花 120 克　葛根 200 克　桂枝 150 克　鸡血藤 200 克　补骨脂 120 克　威灵仙 120 克　当归 120 克　川芎 90 克　天麻 120 克　牛膝 180 克　丹参 150 克　石决明 120 克　草决明 120 克　郁金 100 克　钩藤 150 克　夏枯草 150 克　菊花 120 克　白蒺藜 150 克　合欢皮 120 克　生龙骨 250 克　桔梗 36 克　枳壳 60 克　青皮 60 克　鸡内金 60 克　何首乌 100 克　远志 100 克　炙甘草 40 克　太子参 120 克

另：阿胶 100 克，鹿角胶 100 克，龟甲胶 100 克，冰糖 350 克，蜂蜜 150 克，黄酒 150 克。

上药除另加药外，余药加水煎 3 次，滤液合并，浓缩为清膏。再将阿胶、鹿角胶、龟甲胶加黄酒烊化，加入清膏。将冰糖、蜂蜜熬熟兑入，收膏即成。

封膏机封袋，每袋 30 克。

每次 1 袋，每日 2 次，空腹服用。

按：患者工作繁忙，饮食厚味，嗜烟酒，致使身体肥胖超重，长期低头工作，使颈椎受损经络瘀滞而成颈椎病，引起高血压。治拟本膏方，以当归、赤芍、丹参、川芎活血化瘀，葛根、桂枝、鸡血藤、补骨脂、威灵仙活血通络，苍术、白术、合欢皮、草决明、郁金、菖蒲、海藻、鸡内金、青皮、桔梗、枳壳、何首乌、远志健脾疏肝祛浊，天麻、钩藤、龙骨、牛膝、石决明镇肝息风，共奏益气健脾疏肝祛浊，活血通络，镇肝息风之功，对高血压、颈椎病、脂肪肝等症起到应有的疗效。

七、中风后遗症

中风后遗症是指中风经过治疗后遗留下来的口眼歪斜、言语不利、半身不遂等症状的总称。相当于现代医学中脑血管意外（缺血性脑血管病、出血性脑血管病），经急性期治疗后的后遗症。

中风是临床上常见的急性病证、常见的中老年疾病，具有发病率高、致残率高、复发率高以及并发症多等特点，是目前导致人类死亡的三大主要疾病之一。急性期经治疗大多遗留有不同程度的后遗症，中风后遗症往往还可发生许多"变证"，严重危害人类健康和生活质量，也给社会和家庭带来沉重的负担。中医药对中风后遗症的治疗已积累了数千年的经验，具有一定的特点和优势。

【变证分析】中风的发生原因是积损正衰、情志所伤、劳欲过度、饮食不节等致使经络气血阻滞，运行不畅，当升不升，当降不降，致使脏腑功能失调，气血逆乱。中风后遗症期乃因病久脏气受累，气血运行涩滞，多表现为本虚标实之证，病理特点以正虚为主，兼夹痰瘀，病程日久会发生很多变证，中风后半身不遂，肌肉长期不用，形成痿证；饮水呛咳并发肺部感染；脏腑功能失调，气血逆乱，并发心血管意外（心肌梗死、猝死）、消化道出血等。

中风后遗症"变证"示意图

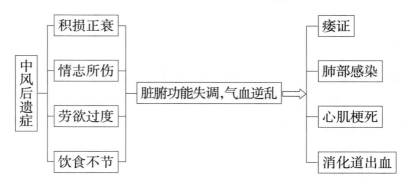

【用膏要点】中风后遗症属于本虚标实之证，在本为肝肾不足，气血衰少；在标为风火相扇，痰湿壅盛，气血壅阻，故表现为半身不遂、语言不利、口眼歪斜。根据其临床表现，常可分为气虚血瘀，肝肾亏损，脾虚痰湿等证型。在辨证施治的原则下，随症加减药物，以扶正为本，结合活血、化瘀、祛痰、通络进行治疗。

膏方之优点在于药物的有效成分能充分利用，上海名医秦伯未常谓"膏方者，盖煎熬药汁成脂溢而所以能养五脏六腑之枯燥虚弱者，故俗称膏滋药"。中风后遗症患者大多病程长，久病耗损，气血阴阳不足。中医膏方具有涵盖补虚和疗疾两方面的作用，对慢性病的适应性相对优越，对中风后遗症的调治亦甚是贴切。

【膏方选介】

膏方一

方名：化瘀通络膏。

组成：丹参250克　归尾150克　地龙120克　僵蚕90克　红花100克　桃仁100克　清半夏100克　陈皮120克　胆南星80克　石菖蒲120克　桂枝60克　黄芪60克　山茱萸90克　熟地90克　天麻90克　甘草60克　赤芍90克　鸡血藤120克

功用：瘀血内阻，脑窍失养。

适用范围：瘀血内停之偏瘫，言语謇涩或不语，偏身感觉异常，口眼歪斜；伴或不伴头痛、眩晕、饮水发呛；舌暗淡，苔薄，脉涩。

制作方法：将上药加清水煎 3 次，合并滤液，加热浓缩为清膏，再加蜂蜜 300 克，收膏即成。

贮存方法：用瓷罐或玻璃瓶等容器收贮备用。夏季注意存放冰箱内。

服用方法：晨起空腹每次 12～20 克，晚睡前 15～30 分钟冲服 15～25 克；用温开水冲服。1 个月为 1 个疗程，或服用至症状消失。

注意事项：肝阳上亢者忌服。

膏方二

方名：滋肝肾通络膏。

组成：吉林人参 90 克　西洋参 60 克　北黄芪 300克　五爪龙 300 克　熟附子 60 克　仙灵脾 150 克　茯苓150 克　苍术 90 克　白术 90 克　潼蒺藜 90 克　白蒺藜90 克　当归 150 克　赤芍 90 克　党参 150 克　炙甘草60 克　葛根 150 克　川芎 150 克　石菖蒲 90 克　远志90 克　益智仁 150 克　怀山药 300 克　乌药 60 克　小茴香 45 克　姜制砂仁 60 克　生地 150 克　熟地 150 克肉苁蓉 150 克　桃仁 90 克　金毛狗脊 90 克　杜仲 90 克陈皮 60 克　法半夏 90 克　山楂 150 克　丹参 200 克怀牛膝 150 克　补骨脂 150 克　骨碎补 150 克　鹿衔草150 克　金樱子 90 克　干姜 90 克　郁金 90 克　仙茅 90克　鹿角胶 90 克　龟甲胶 90 克　甜蜜素 6 克

功用：益气扶阳，益肾通络。

适用范围：肝肾不足，痰瘀阻络之中风后遗症，症见平素倦怠乏力，头胀呆滞，行缓思卧，胸闷头胀，呆钝，腰膝酸软，便溏次频，舌淡胖，苔白微腻，脉滑。

制作方法：上药除吉林人参、西洋参、鹿角胶、龟甲胶、甜蜜素外，浓缩去渣取汁，吉林人参、西洋参另煎兑，取汁兑入，文火熬膏入鹿角胶、龟甲胶、甜蜜素，溶化收膏。

贮存方法：用瓷罐或玻璃瓶等容器收贮备用。夏季注意存放冰箱内。

服用方法：晨起空腹每次服 12～20 克，晚上睡前 15～30 分钟冲服 15～25 克；用沸开水冲服。1 个月为 1 个疗程，或服用至症状消失。

注意事项：感冒时暂停服用，脾虚湿盛者忌服。

膏方三

方名：补脾益肾膏。

组成：吉林人参 60 克　西洋参 60 克　北黄芪 150 克　地龙 300 克　桃仁 90 克　红花 45 克　当归 90 克　川芎 90 克　枳壳 60 克　怀牛膝 60 克　生地 150 克　熟地 150 克　葛根 150 克　菟丝子 90 克　生蒲黄 90 克　丹参 150 克　山楂 150 克　怀山药 300 克　决明子 150 克　刘寄奴 150 克　天麻 90 克　鸡血藤 300 克　制首乌 150 克　益智仁 150 克　苍术 90 克　白术 90 克　陈皮

45 克　桂枝 45 克　茯苓 150 克　炙甘草 60 克　姜制砂仁 60 克　法半夏 90 克　泽泻 90 克　鹿角胶 90 克　龟甲胶 60 克　甜蜜素 5 克

功用：健脾益肾，益气活血通络。

适用范围：脾肾之虚，瘀血内阻之中风后遗症，症见气短倦怠，语多乏力，头晕肢麻，舌淡暗，苔薄腻，脉沉。

制作方法：上药除吉林人参、西洋参、鹿角胶、龟甲胶、甜蜜素外，加水浓缩去渣滤汁，吉林人参、西洋参另煎兑，取汁兑入，文火熬清膏，入鹿角胶、龟甲胶、甜蜜素，溶化收膏。

贮存方法：用瓷罐或玻璃瓶等容器收贮备用。夏季注意存放冰箱内。

服用方法：晨起空腹每次冲服 12～20 克，晚睡前 15～30 分钟冲服 15～25 克；用沸开水冲服。1 个月为 1 个疗程，或服用至症状消失。

注意事项：感冒时暂停服用。

膏方四

方名：益气活络通瘀膏。

组成：黄芪 200 克　鹿角胶 120 克　当归 150 克　川芎 100 克　白芍 100 克　三七（研粉）60 克　鸡血藤 150 克　忍冬藤 150 克　海风藤 120 克　豨莶草 120 克　土鳖虫 60 克　水蛭 100 克　全蝎 60 克　怀牛膝 120 克

石菖蒲 120 克　甘草 60 克

功用：益气养血，化瘀通络。

适用范围：气虚络阻之中风后遗症，症见半身不遂，言语不利，口眼歪斜，乏力纳呆，舌淡暗苔白，脉沉。

制作方法：上药除鹿角胶、三七外，加清水煎 3 次，合并滤液，加热浓缩为清膏，再加蜂蜜 300 克，鹿角胶烊化兑入，加入三七粉收膏。

贮存方法：瓷罐或玻璃瓶等容器收贮备用。夏季注意存放冰箱内。

服用方法：晨起空腹每次 12～20 克，晚睡前 15～30 分钟冲服 15～25 克；用温开水冲服。每 1 个月为 1 个疗程，或服用至症状消失。

【病案举隅】

案一：脑出血术后失语案

牛某，女，69 岁。2014 年 11 月 18 日初诊。

现病史：患者脑出血，经手术后治疗 1 个月，现失语，意识不完全清楚，右侧肢体不能活动，肌力Ⅰ级，喂则能食，休息可，二便正常。舌质红苔薄，脉沉弦。血压 130/80mmHg。

辨证：正气不足，精气不能上承。

治宜益气养血，补肝肾填精。

拟膏方如下：

当归 120 克　黄芪 300 克　赤芍 60 克　桂枝 80 克地龙 100 克　红花 60 克　续断 150 克　牛膝 180 克　桑寄生 120 克　郁金 100 克　菖蒲 100 克　白术 100 克山茱萸 120 克　太子参 120 克　麦冬 100 克　五味子 60克　秦艽 100 克　黄精 150 克　巴戟天 120 克　仙灵脾100 克　桔梗 50 克　枳壳 50 克　柴胡 50 克　鸡内金100 克　麦芽 100 克　砂仁 60 克　山药 200 克　熟地120 克　炙甘草 40 克　牡丹皮 100 克　生地 120 克

另：龟甲胶 200 克，鹿角胶 100 克，阿胶 100 克，冰糖 300 克，蜂蜜 300 克。

上药除另加药外，加清水煎 3 次，合并滤液，加热浓缩为清膏，再加龟甲胶、鹿角胶、阿胶烊化，冰糖、蜂蜜熬熟兑入收膏，密封成袋，每袋 25 克。

晨起空腹冲服一袋，1 周前每日 1 次，1 周后每日 2袋，早晚空腹各 1 袋，温开水冲服，1 个月为 1 个疗程，根据情况再加减调膏。

按：患者脑出血术后，气血损伤，阴精大损，故而偏枯不用失语，治宜益气养血、填精补髓，以生脉饮、当归补血汤益气养血，以地黄饮子填补精气，以血肉有情之品填补阴精、补益阴阳，以牛膝、枳壳、桔梗、柴胡调节升降中枢，佐以舒筋通络、醒脑开窍及消导之品，共组益气养血、填精补髓、醒脑开窍之方，使之气血充盛，阴精、阴阳得补，正气复，而渐复。

案二：中风言语謇涩，阴精不能上承案

时某，男，48 岁。

现病史：中风 1 年余，言语謇涩，肢体活动基本正常，言语时反应迟钝，吐音不清，舌质红，苔薄白，脉弦微滑，血压 130/80mmHg，血脂正常。

辨证：正气不足，阴精不能上承，痰气瘀阻廉泉。

治宜补益阴精。

以地黄饮子加减，佐以活血化瘀，祛痰通络。

拟膏方如下：

天麻 200 克　郁金 200 克　菖蒲 150 克　胆南星 100 克　陈皮 100 克　丹参 200 克　僵蚕 120 克　当归 120 克　红花 100 克　桃仁 100 克　桑寄生 150 克　续断 150 克　鸡血藤 250 克　远志 100 克　益智仁 120 克　黄芪 300 克　巴戟天 120 克　熟地 120 克　麦冬 120 克　山茱萸 120 克　白术 120 克　川芎 90 克　地龙 120 克　白附子 90 克　枳壳 45 克　山楂 200 克　草决明 200 克　鸡内金 100 克　牛膝 200 克　水蛭 120 克　甘草 40 克　鹿角胶 250 克　蜂蜜 500 克　冰糖 500 克

除鹿角胶和蜂蜜、冰糖外，余药加水煎煮 3 次，合并滤液，加热浓缩为清膏，将鹿角胶烊化，冰糖、蜂蜜加水收膏，封袋每袋 25 克，冷贮保存。

每次 1 包，早晚空腹用温开水冲服，服 50 天后，根据病情调膏续服。

按：患者病 1 年余，病前工作繁忙，起居无常，作息失宜，损伤肝肾，气血瘀浊致使梗塞形成，经治疗肢体活动基本正常，但是正气不足，阴精不能上承，致使言语謇涩、反应迟钝、吐字不清，治拟地黄饮子加减滋补阴精，佐以活血化瘀、祛痰降浊开窍，使阴精充，气血通畅，痰去浊消。

案三：中风气虚血瘀案

王某，女，61 岁。2014 年 11 月 11 日初诊。

现病史：患者中风脑梗塞 2 个月，开始右侧肢体无力、麻木，行步不正，经治疗好转。2014 年 11 月 11 日来诊，患者神志清，言语謇涩，行步尚可，但右侧肢体无力、麻木，纳可，休息可，二便可，舌质暗，苔薄白，脉沉微弦。血压 145/85mmHg。

辨证：气虚血瘀，络脉受阻。

治宜益气活血，祛痰通络。

拟方补阳还五汤加减治疗。

当归 120 克　黄芪 350 克　赤芍 100 克　地龙 100 克　丹参 150 克　牛膝 200 克　郁金 100 克　菖蒲 100 克　桑寄生 120 克　续断 150 克　水蛭 60 克　天麻 120 克　桂枝 100 克　秦艽 100 克　桔梗 40 克　枳壳 150 克　柴胡 50 克　山茱萸 120 克　枸杞子 120 克　巴戟天 100 克　仙灵脾 100 克　生地 120 克　麦芽 150 克　鸡内金 100 克　陈皮 80 克

另：阿胶 150 克，龟甲胶 250 克，蜂蜜 350 克。

除另加药外，将余药加水煎煮 3 次，合并滤液，加热浓缩为清膏；将阿胶、龟甲胶加黄酒烊化，蜂蜜熬兑入收膏，将膏装入玻璃瓶中冷贮放冰箱中。

每日 20 克，每天 2 次，早晚空腹，温开水冲服。50 天为 1 个疗程，根据病情调膏续服。

按：患者行步不正，右侧肢体无力麻木，证属气血虚弱、痰浊瘀阻脉络，以补阳还五汤益气养血、活血化瘀，佐以补肾，宜先天补后天，增强气血生化之源，使气血足，瘀血去，脉络通，病情痊愈。

案四：中风后遗症

丁某，男，62 岁。2014 年 2 月 24 日初诊。

现病史：患者 2002 年患中风脑梗，左侧肢体不遂，经治疗后症状较前好转，能活动，这次 2014 年 2 月 4 日再次发病，经 CT 检查为多发性脑梗塞，意识模糊，嗜睡，喝水呛。经住院治疗意识清楚，呛水减轻。2 月 24 日要求膏方治疗，现患者精神欠佳，左侧肢体上肢肌力 0 级，下肢肌力 II 级，纳可，休息可，二便正常。双侧巴宾斯基征阳性。血脂偏高，总胆固醇 7.3mmol/L，低密度脂蛋白 4.03mmol/L。血糖 7.2mmol/L。舌质尖红，苔白厚腻，脉弦滑。血压 120/90mmHg。

辨证：气虚血瘀，痰湿阻于脉络。

治宜益气养血，活血化瘀，健脾益胃，祛痰，通络。

拟膏方如下：

当归 120 克　黄芪 300 克　赤芍 100 克　川芎 80 克 桃仁 100 克　红花 60 克　桑寄生 100 克　牛膝 100 克 郁金 100 克　菖蒲 100 克　茯苓 100 克　胆南星 60 克 瓜蒌 120 克　陈皮 90 克　半夏 100 克　连翘 100 克　黄连 60 克　续断 120 克　鸡血藤 150 克　党参 150 克　苍术 150 克　香附 100 克　桔梗 48 克　柴胡 60 克　枳壳 60 克　鸡内金 100 克　麦芽 120 克　山楂 120 克　何首乌 120 克　泽泻 90 克　巴戟天 100 克　仙灵脾 100 克 火麻仁 100 克

另：龟甲胶 300 克，鹿角胶 150 克，木糖醇 150 克。

除另加药外，余药加水煎煮 3 次，合并滤液，加热浓缩成清膏，将鹿角胶、龟甲胶隔水加黄酒烊化兑入膏中，将木糖醇调匀兑入，收膏即成，封袋每袋 25 克。

每次 25 克（1 袋），一日 2 次。开始每天 1 次，1 周后每日 2 次，早晚空腹服用。2 个月为 1 个疗程。随症加减服至病情好转。

按：患者多次患脑梗，正气已虚，气血不能正常运行，肢体血脉瘀滞，故肢体不用。脾肾运化功能减退，故痰湿停滞，舌苔厚腻、舌尖红为久病内有瘀热之象，拟补阳还五汤加减以益气养血、活血化瘀，以苍术二陈汤加减以健脾、祛湿浊、化瘀、醒脑开窍，以巴戟天、仙灵脾、龟甲胶、鹿角胶滋补先天阴阳，以柴胡、桔梗、枳壳、牛膝升降中枢，共奏益气养血、活血化瘀、健脾益肾、祛瘀浊、活络开窍之功。

第三章　妇科常见病调养膏方

一、妇科绝经前后诸证

妇女在绝经期前后，月经紊乱，或出现烘热汗出，烦躁易怒，眩晕耳鸣，心悸失眠，腰背酸楚，面浮肢肿，皮肤蚁行感，情志不宁等症状，称为"绝经前后诸证"，又称"经断前后诸证"。

本病相当于西医学"围绝经期综合征"，原称为"更年期综合征"。双侧卵巢切除或放射治疗后双侧卵巢功能衰竭者，也可能出现更年期综合征的表现。

随着社会的高龄化，本病的发病率也随之增高。本病发作次数和时间无规律，持续时间长短不一，短者数月，长者可迁延数年至十余年不等。患者可影响生活和工作，生活质量降低，严重危害广大妇女的身心健康。中医膏方在本病预防，改善症状，防治"变证"等方面均有较好疗效。

【变证分析】本病的发生与绝经期前后的生理特点有密切关系。妇女 49 岁前后，肾气由盛渐衰，天癸由少渐至衰竭，冲任二脉气血也随之衰少。在此生理转折时期，受内外环境的影响，如素体阴阳有偏盛偏衰，素性抑郁，宿有痼疾。"肾为先天之本"，又"五脏相依，穷必及肾"，故肾阴阳失调，每易波及其他脏腑，而其他脏腑病变，久则必然累及于肾，故本病之本在肾，常累及心、肝、脾等多脏、多经，致使本病证候复杂。常见的分型有肾阴虚、肾阳虚及肾阴阳两虚。本病若长期未治或误治等，易发生情志异常、心悸、心痛、贫血、骨质疏松等疾患，同时由于此时的内分泌功能紊乱，如果不加以治疗可能会导致一些脏腑器官的病变。

绝经期前后诸证"变证"示意图

绝经前后诸证	肾 阴 虚	病久伤及脏腑、经络	情志异常
	肾 阳 虚		心悸、心痛
	痰 湿		贫 血
	肾阴阳两虚		骨质疏松
			器质病变

【用膏要点】

1. 绝经前后诸证用膏首先要分清肾阴虚、肾阳虚及肾阴阳两虚。肾阴虚者益肾滋阴，肾阳虚者温肾扶阳，肾阴阳两虚者阴阳双补。再根据其兼证，辨其为心肾、肝肾或脾肾同病，随证施治。

2. 绝经期前后诸证日久严重影响患者的生活及工作，给患者造成很多痛苦。本病长期失治或误治，易发生情志异常、心悸、心痛、贫血、骨质疏松等疾患。同时由于此时的内分泌功能紊乱，如果不加以治疗，可能会导致一些器质性病变。此时在妇女进入更年期这个阶段，适时的服用一些膏方可以有效防止该病的发生。

【膏方选介】

膏方一

方名：补肾养血止痛膏。

组成：黄芪 300 克　党参 200 克　白术 100 克　白芍 100 克　茯苓 120 克　当归 120 克　桑寄生 120 克　炒川续断 120 克　炒杜仲 120 克　生地 120 克　熟地 120 克　巴戟天 120 克　仙灵脾 120 克　鸡血藤 300 克　生龙骨 200 克　生牡蛎 200 克　怀牛膝 150 克　山茱萸 100 克　黄精 100 克　女贞子 90 克　旱莲草 150 克　远志 90 克　甘草 90 克　阿胶 250 克　冰糖 500 克

功用：补肾养血，活血通络止痛。

适用范围：肾亏血虚，筋脉失养者。

制作方法：将上药除阿胶、冰糖外，加清水煮 3 次，合并滤液，加热浓缩为清膏，然后将阿胶烊化兑入浓缩的清膏中，再入冰糖收膏即成。

服用方法：每次 15～20 克，每日 2 次，用温开水冲服。

注意事项：感冒时暂停服用；服药期间忌食萝卜。

膏方二

方名：益肾柔肝安神膏。

组成：党参120克　玄参120克　天冬120克　麦冬120克　炒当归120克　白芍120克　茯神120克酸枣仁120克　石菖蒲120克　远志肉90克　川芎90克　知母90克　仙灵脾120克　浮小麦120克　炙甘草120克　柴胡120克　炙黄芪120克　熟地120克　山茱萸120克　怀山药120克　枸杞子120克　女贞子120克　旱莲草120克　合欢皮120克　茯苓120克

另：阿胶250克，龟甲胶250克，冰糖250克。

功用：益肾柔肝，宁心安神。

适用范围：肝肾不足，气阴两虚者。

制作方法：将上药除阿胶、龟甲胶、冰糖外，加清水煎3次，合并滤液，加热浓缩为清膏，然后将阿胶、龟甲胶烊化兑入浓缩的清膏中，再加冰糖收膏即成。

贮存方法：用瓷罐或玻璃瓶等容器收贮备用。夏季注意放冰箱内存放。

服用方法：每次15~20克，每日2次，用温开水冲服。

注意事项：感冒时暂停服用；服药期间忌食萝卜。

膏方三

方名：滋补肝肾平和膏。

组成：生地 120 克　白芍 120 克　山茱萸 120 克　女贞子 120 克　旱莲草 120 克　菟丝子 120 克　巴戟天 120 克　枸杞子 120 克　川牛膝 150 克　肉苁蓉 120 克　仙灵脾 120 克　知母 100 克　牡丹皮 100 克　川楝子 60 克　炒栀子 100 克　地骨皮 100 克　五味子 60 克　煅龙骨 180 克　煅牡蛎 180 克　山楂 150 克　鸡内金 100 克　怀山药 150 克　茯苓 100 克　泽泻 100 克　潼蒺藜 100 克　陈皮 60 克　阿胶 250 克　胡桃肉 250 克　龙眼肉 200 克　黑芝麻 250 克　小红枣 200 克　冰糖 300 克

功用：滋补肝肾，调和阴阳。

适用范围：肝肾不足，阴阳失调者。

制作方法：将上药除阿胶、胡桃肉、龙眼肉、黑芝麻、小红枣、冰糖外加清水煎 3 次，合并滤液，加热浓缩为清膏，然后将阿胶烊化兑入浓缩的清膏中，将胡桃肉、龙眼肉、黑芝麻和小红枣捣和后兑入清膏中，再加冰糖收膏即成。

贮存方法：用瓷罐或玻璃罐等容器收贮备用。夏季注意放冰箱内存放。

服用方法：每次 15～20 克，每日 2 次，用温开水冲服。

注意事项：感冒时暂停服用；服药期间忌食萝卜。

【病案举隅】

案一：更年期综合征

黄某，女，52岁。2013年8月9日初诊。

现病史：更年期综合征2年，从去年起月经不调，月经周期紊乱，经行淋漓，甚至半月不净。末次月经7月29日，烘热汗出，骨节酸痛，腰酸神疲乏力，头痛，头晕耳鸣，失眠多梦，时有心烦，苔薄白，脉弦细。

治宜滋阴平肝调理阴阳。

拟膏方如下：

黄柏120克　知母150克　当归100克　川芎60克鸡血藤150克　桑寄生90克　生地120克　熟地120克枸杞子120克　丹参120克　牡丹皮120克　菊花120克　石决明300克　山药150克　山茱萸120克　泽兰90克　泽泻90克　地骨皮120克　煅龙骨300克　煅牡蛎300克　杜仲150克　狗脊150克　麦冬120克石斛120克　浮小麦600克　五味子90克　甘草60克薏苡仁120克　女贞子120克　旱莲草150克　姜半夏90克　黄精150克　仙灵脾150克　巴戟天120克　陈皮90克　白术150克　白芍150克　煅瓦楞子300克何首乌150克　远志120克　酸枣仁150克　合欢花120克

另：人参50克，阿胶250克，饴糖250克，蜂蜜200克，冰糖250克，核桃仁150克，黑芝麻150克，龟甲胶 150 克收膏。

将上药除另加药外加清水煎 3 次，合并滤液，加热浓缩为清膏，将人参另煎兑入清膏中，将阿胶、龟甲胶烊化，饴糖兑入清膏中，将核桃仁、黑芝麻捣合后兑入清膏中，再加冰糖、蜂蜜收膏即成，封袋每袋 20 克。

每次 20 克，每日 2 次，早晚空腹服用，温开水冲服。

忌食辛辣及萝卜，感冒忌服。

按：虽然患者经水仍未断绝，但毕竟已年过七七，肾气逐渐亏虚，《素问·上古天真论》云："女子七七任脉虚，太冲脉衰少，天癸竭，地道不通，故形坏而无子也。"肾气不足，冲任不固，阴血无以统摄，故经行淋漓；阴血亏耗，阴虚津少，肝肾不足，巅高失养，故头痛；虚热上浮，则面色潮红，烘热；肾亏精少，则腰酸腿软，耳鸣，头晕。证属肝肾不足，遂拟滋阴平肝，调理阴阳而告病愈。

案二：更年期综合征（阴虚内热）

陈某，女，56 岁，已婚。2013 年 10 月 18 日初诊。

现病史：月经周期紊乱伴烘热汗出。患者近 4 年来经常口干，咽燥，唇裂，大便干结。经水未断绝，但近一年来月经周期已紊乱，月经每次推后，2～3 个月一行。经期 3～7 日净，经量较多，色红，无血块，经行腹部阴痛，末次月经 2013 年 8 月 18～22 日。自觉面红生火，烘热汗出，腰酸腿软，头晕耳鸣。既往有子宫肌瘤病史 8 年。生育 1 胎，流产 1 次。舌红苔薄，脉细数。

治宜养阴清热，补肾祛瘀。

拟膏方如下：

当归 90 克　党参 200 克　黄芪 200 克　黄精 90 克生地 150 克　熟地 150 克　知母 90 克　黄芩 90 克黄柏 90 克　茯苓 90 克　地骨皮 120 克　白薇 120 克　青蒿 90 克　南沙参 120 克　北沙参 120 克　何首乌 120 克女贞子 120 克　旱莲草 120 克　鸡血藤 120 克　杜仲 120 克　狗脊 120 克　三棱 90 克　莪术 90 克　牡丹皮 120 克　丹参 120 克　生龙骨 150 克　生牡蛎 150 克夏枯草 120 克　香附 90 克　鳖甲 180 克　大腹皮 90 克谷芽 120 克　麦芽 120 克　山茱萸 90 克　五味子 45 克陈皮 90 克　仙灵脾 300 克

另：人参 50 克，蜂蜜 250 克，冰糖 250 克，核桃仁 150 克，黑芝麻 150 克，阿胶 250 克。

除另加药外加清水煎 3 次，合并滤液，加热浓缩为清膏，将阿胶烊化兑入清膏，蜂蜜、冰糖熬兑入，将核桃仁、黑芝麻捣碎兑入收膏。

每次 1 袋，每日 2 次，早晚空腹服用，温开水冲服。

禁辛辣之品，感冒期间勿服。

按：本患者为阴虚内热型，拟用大补阴丸、鳖甲煎丸、二至丸等加减制膏，其中生地、熟地、地骨皮、白薇、青蒿、南沙参、北沙参、何首乌、旱莲草善清热养阴；党参、黄芪、黄精补益气血；狗脊、杜仲、山茱萸、仙灵脾补肾益精；三棱、莪术、香附、党参、当归活血化瘀；生龙骨、生牡蛎、五味子收敛止汗，诸药合用，共奏益气养阴、活血化瘀、敛汗膏方而收功。

案三：更年期综合征（心肾两亏）

陈某，女，51 岁，已婚。2014 年 11 月 16 日初诊。

现病史：自去年起，自觉烘热汗出，面红生火，心烦急躁，心悸不安，头晕甚则不能行走，失眠健忘，经常口腔溃疡，手足不温，腰酸耳鸣，纳谷不香。月经初潮 13 岁，月经周期正常，一年来月经后期，甚则闭经，今夏 7 月行经一次，至今经停未行。生育 1 子，人流 2 次。既往有室性早搏史，胃窦炎病史，颈动脉供血不足史，脑血管痉挛史。舌质红，苔薄腻，脉细数。

治宜补肾滋阴，养心活血。

拟膏方如下：

党参 300 克　黄芪 300 克　白术 120 克　白芍 120 克　怀山药 150 克　炒扁豆 120 克　生地 120 克　熟地 120 克　枸杞子 150 克　何首乌 150 克　菊花 90 克　女贞子 120 克　旱莲草 150 克　山茱萸 120 克　黄连 30 克　麦冬 120 克　当归 150 克　川芎 45 克　鸡血藤 150 克　红花 90 克　丹参 120 克　牡丹皮 120 克　酸枣仁 120 克　柏子仁 120 克　夜交藤 300 克　合欢皮 300 克　桂枝 45

克　肉苁蓉 120 克　胡芦巴 120 克　仙灵脾 300 克　川楝子 120 克　陈皮 90 克　大腹皮 90 克　茯苓 120 克枳壳 90 克　金银花 90 克　栀子 90 克　姜半夏 90 克附子 60 克　煅瓦楞子 100 克　全瓜蒌 120 克　知母 120克　黄柏 120 克

另：人参 50 克，冰糖 200 克，饴糖 250 克，蜂蜜250 克，黑芝麻 150 克，核桃仁 150 克，龙眼肉 150 克，大枣 120 克，阿胶 250 克。

除另加药外，将余药加水共煎 3 次，合并滤液，加热浓缩为清膏，人参另煎兑入清膏，黑芝麻、核桃仁、龙眼肉、大枣捣烂，蜂蜜、冰糖熬兑入收膏，封袋，每袋 25 克。

每次 1 袋，每日 2 次，空腹服用，温开水冲服。

感冒期间勿服，忌食辛辣。

按：本患者主要是心肾亏损，治拟用肾气丸、李氏更年期方（知母、黄芩、黄柏、菊花、淮小麦、枸杞子、生铁落、何首乌、生地、熟地、肉苁蓉）、二至丸、补心丸、黄连阿胶汤等加减而成。方中党参、黄芪、怀山药、白术、白芍补益气血，养心安神；麦冬、何首乌补肾；怀山药、煅瓦楞子、炒扁豆健脾和胃助运化；黄连、阿胶交通心肾；当归、红花、川芎、鸡血藤活血化瘀；栀子、金银花、知母、黄精清热泻火，诸药合用，共奏益气养血、活血化瘀、补肾清热膏方而收功。

二、不孕症

妇女婚后夫妇同居 2 年以上，配偶生殖功能正常，未避孕而未受孕者，或曾孕育过，未避孕又 2 年以上未再受孕者，称"不孕症"。前者称为"原发性不孕症"，后者称为"继发性不孕症"。中医称前者为"全不产"，后者为"断绪"。夫妇一方有先天或后天生殖器官解剖生理缺陷，无法纠正而不能妊娠者，称绝对性不孕；夫妇一方因某些因素阻碍受孕，一旦纠正仍能受孕者，称为相对性不孕。本节主要讨论相对性不孕。

不孕症是全世界关注的人类自身健康问题，其发病率呈上升趋势，世界卫生组织于 20 世纪 80 年代中末期在 25 个国家的 33 个中心调查结果显示，发达国家的 5% ~8% 的夫妇受到不孕症的影响，一些发展中国家不孕症的患病率可高达 30%，我国为 6% ~15%。全世界的不孕症患者人数为 8000 万 ~1.1 亿。阻碍受孕的因素有女方、男方或男女双方。据统计，女方因素占 60%，男方因素占 30%，男女双方因素各占 10%，总发病率 10% ~15%。近年来，中医学在治疗不孕症，防治"变证"等方面均有较好疗效。

不孕症"变证"示意图

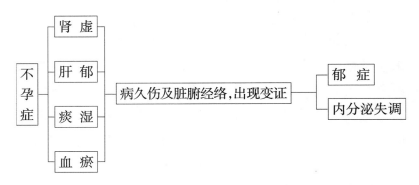

【变证分析】男女双方在肾气盛，天癸至，任通冲盛的条件下，女子月事以时下，男子精气益泻，两性相合，便可媾成胎孕。可见不孕主要与肾气不足，冲任失调有关。临床常见有肾虚、肝郁、痰湿、血瘀等类型。

随着年龄增长，女方久不受孕，极易影响夫妻生活，同时也给患者本人带来精神、生活等方面的压力，长期下去患者精神抑郁，从而出现郁证等表现。此外，长期不孕又影响内分泌调节，导致患者内分泌机制发生紊乱，而出现内分泌失调。

【膏方选介】

膏方一

方名：温肾健脾助孕膏。

组成：当归150克 川芎45克 鸡血藤120克 赤芍90克 香附120克 怀山药120克 牡丹皮120克

丹参120克　肉苁蓉120克　仙茅120克　巴戟天120克　紫石英300克　黄精120克　女贞子120克　旱莲草120克　枸杞子120克　何首乌120克　茯苓120克　党参300克　黄芪300克　白术120克　太子参150克　生地120克　炙甘草60克

另：白参50克，阿胶250克，胡桃肉150克，冰糖100克，蜂蜜200克。

功用：温肾健脾，益精助孕。

适用范围：脾肾两虚型的不孕症。

制作方法：将上药除另加药外，加清水煎3次，合并滤液，加热浓缩为清膏，然后将阿胶烊化兑入浓缩的清膏中，再将白参另煎汁兑入清膏中，后将胡桃肉、黑芝麻捣粉后和冰糖一起兑入膏中，再加蜂蜜收膏即成。

贮存方法：用瓷罐或玻璃瓶等容器收贮，置冰箱内密封保存备用。

服用方法：每次15～20克，每日2次，经期每日3次，用温开水冲服，1个月为1个疗程，或服用至怀孕。

注意事项：湿热阴虚内热者忌服。

膏方二

方名：疏肝调经助孕膏。

组成：白芍150克　赤芍150克　丹参120克　牡丹皮120克　栀子90克　柴胡90克　薄荷45克　茯苓120克　当归150克　川芎45克　陈皮90克　枸杞子

120 克　菊花 100 克　黄精 120 克　太子参 300 克　木香 90 克　槟榔 90 克　川厚朴 90 克　桂圆肉 150 克　红枣 120 克

另：阿胶 250 克，冰糖 200 克，蜂蜜 250 克，黑芝麻 150 克，胡桃肉 130 克。

功用：疏肝补肾，调经助孕。

适用范围：肝郁肾虚，血瘀气滞型不孕。

制作方法：将上药除另加药外，加清水煎 3 次，合并滤液，加热浓缩为清膏，然后将阿胶烊化兑入浓缩的清膏中，后将胡桃肉、黑芝麻研粉捣和后和冰糖一起兑入膏中，再加蜂蜜收膏即成。

贮存方法：用瓷罐或玻璃瓶等容器收贮，置冰箱内密封保存备用。

服用方法：每次 15～20 克，每日 2 次，经期每日 3 次，用温开水冲服，1 个月为 1 个疗程，或服用至怀孕止。

注意事项：感冒时暂停服用，服药期间忌食萝卜。

膏方三

方名：化痰燥湿助孕膏。

组成：苍术 90 克　白术 90 克　川厚朴 60 克　石菖蒲 120 克　天南星 120 克　制香附 120 克　薏苡仁 120 克　半夏 90 克　茯苓 90 克　大腹皮 90 克　陈皮 90 克　鸡内金 90 克　牡丹皮 120 克　丹参 120 克　当归 90 克

川芎 45 克　海浮石 120 克　浙贝母 90 克　仙灵脾 150 克　砂仁 45 克　黄精 120 克　海藻 120 克　海带 90 克　桂圆肉 100 克

另：生晒参 50 克，阿胶 250 克，胡桃肉 100 克，蜂蜜 150 克，冰糖 200 克。

功用：化痰燥湿，调经助孕。

适用范围：痰湿阻滞型不孕。

制作方法：将上药除另加药外，加清水煎 3 次，合并滤液，加热浓缩为清膏，然后将阿胶烊化兑入浓缩的清膏中，再将生晒参另煎汁兑入清膏中，后将胡桃肉研粉捣合后和冰糖一起兑入膏中，再加蜂蜜收膏即成。

贮存方法：用瓷罐或玻璃瓶等容器收贮，置冰箱内密封保存备用。

服用方法：每次 15～20 克，每日 2 次，经期每日 3 次，用温开水冲服，1 个月为 1 个疗程，或服用至怀孕。

注意事项：忌食辛辣，油腻食物。

膏方四

方名：祛瘀调经助孕膏。

组成：当归 90 克　川芎 45 克　丹参 120 克　赤芍 120 克　牡丹皮 120 克　三棱 90 克　莪术 90 克　菟丝子 120 克　水蛭 120 克　土鳖虫 120 克　红藤 300 克　桂枝 45 克　生大黄 60 克　川楝子 120 克　薏苡仁 120 克　延胡索 120 克　仙灵脾 150 克　柴胡 90 克　桃仁

90 克 红花 90 克 枳壳 60 克 牛膝 120 克 益母草 150 克 桂圆肉 150 克

另：白参 50 克，阿胶 250 克，黑芝麻 150 克，胡桃肉 150 克，冰糖 250 克，蜂蜜 200 克。

功用：理气活血，通络消积。

适用范围：气滞血瘀，脉络不通型不孕。

制作方法：将上药除另加药外，加清水煎 3 次，合并滤液，加热浓缩为清膏，然后将阿胶烊化兑入浓缩的清膏中，再将白参另煎汁兑入清膏中，后将胡桃肉、黑芝麻研粉后和冰糖一起兑入膏中，再将蜂蜜收膏即成。

贮存方法：用瓷罐或玻璃瓶等容器收贮，置冰箱内密封保存备用。

服用方法：每次 15～20 克，每日 2 次，经期每日 3 次，用温开水冲服，1 个月为 1 个疗程，或服用至怀孕止。

注意事项：体质虚者慎服。

【病案举隅】

案一：不孕症（慢性宫颈炎）

王某，女性，28 岁。2012 年 10 月 9 日初诊。

现病史：患者婚后 3 年，未避孕 2 年而未受孕，有"宫颈炎""小叶增生"史。月经周期正常，末次月经 9 月 27 日，色红，量中等，无血块，无腰酸，痛经（±）。平素带下多，色偏黄。初潮 16 岁，经期 5～6 天，周期 30 天。生育史：0 - 0 - 1 - 0。大便时秘，小便可，胃纳欠佳，口干，睡眠欠佳，多梦，盗汗，面色不华。舌淡红裂纹，苔少，脉细弦。基础体温双相。妇检：宫颈中度糜烂，子宫前位，正常大小，双附件无异常。

辨证：肾气不足，冲任失调，下焦湿热。

治宜补肾调冲，清热利湿，固涩止带。

拟膏方如下：

党参 300 克　黄芪 300 克　黄精 120 克　怀山药 150 克　生地 120 克　熟地 120 克　菟丝子 120 克　覆盆子 120 克　香附 120 克　鸡血藤 150 克　仙灵脾 300 克　当归 90 克　川芎 45 克　山茱萸 120 克　何首乌 120 克　夜交藤 300 克　蒲公英 300 克　椿根皮 120 克　火麻仁 90 克　天花粉 120 克　肉苁蓉 120 克　浮小麦 300 克　瘪桃干 120 克　桃仁 90 克　牡丹皮 90 克　丹参 120 克　五味子 45 克　五倍子 45 克　大枣 120 克　杜仲 120 克　芡实 120 克　金樱子 120 克　婆罗子 120 克　鹿角片 90 克　海螵蛸 120 克　生茜草 250 克　锁阳 90 克　陈皮 90 克　大腹皮 90 克　谷芽 150 克　麦芽 150 克　柴胡 90 克

另：白参 100 克，黑芝麻 150 克，核桃仁 150 克，阿胶 250 克，饴糖 250 克，蜂蜜 250 克，龙眼肉 200 克。

除另加药外，将余药加水煎 3 次，合并滤液，加热浓缩为清膏，白参另煎汁兑入，阿胶隔水烊化，核桃仁、黑芝麻捣和龙眼肉放入清膏，将蜂蜜、饴糖加入收膏即成。封膏机封袋保存，每袋20克。

每日2次，两餐之间，温开水冲服，2013年10月8日告知9月11日查出妊娠。

按：湿热之邪克于子门，子门闭塞，气不得通，影响精卵结合而致不孕，湿热与血相搏，瘀滞不通，故经行腹痛，湿热流注下焦。任带二脉失约，故带下量多色黄。湿热缠绵难愈，日久灼伤阴血，故口干，盗汗，失眠，多梦。方中党参、黄芪、怀山药、四物汤健脾、益气养血；蒲公英、椿根皮、芡实等清热利湿止带，桃仁、牡丹皮、丹参活血通络；菟丝子、仙灵脾、黄精、何首乌、山茱萸、鹿角胶补肾填精。全方具有健脾养血，补肾助孕，清热活血，利湿通络之功，使子门通畅，利于精卵结合，从而受孕。

案二：不孕症（子宫内膜异位症，输卵管不通）

黄某，女性，28岁。2010年2月15日初诊。

现病史：2008年1月宫外孕手术切除一侧输卵管，继发不孕2年。痛经，外院诊断为子宫内膜异位症，去年秋外院输卵管碘油造影提示：一侧输卵管虽通而极不畅，基础体温双相欠典型。现头痛，易怒，神疲乏力，易过敏，苔薄，脉细。

辨证：脾肾两虚，肝气郁滞兼血瘀。

治宜健脾疏肝，补肾和血，祛瘀通络。

拟膏方如下：

党参 150 克　黄芪 150 克　怀山药 150 克　黄精 120 克　生地 120 克　熟地 120 克　当归 90 克　川芎 45 克　鸡血藤 150 克　金银花 90 克　肉苁蓉 120 克　附子 90 克　桂枝 60 克　紫石英 150 克　桃仁 90 克　仙灵脾 120 克　白蒺藜 120 克　蒲公英 150 克　赤芍 90 克　牡丹皮 120 克　丹参 120 克　川楝子 120 克　炒荆芥 90 克　炒防风 90 克　夏枯草 120 克　穿山甲 120 克　路路通 90 克　水蛭 45 克　海藻 90 克　海带 90 克　胡芦巴 120 克

另：高丽参 35 克，阿胶 250 克，饴糖 250 克，蜂蜜 250 克，龙眼肉 150 克，黑芝麻 150 克，核桃仁 150 克。

除另加药外，将上药加水煎 3 次，合并滤液，加热浓缩为清膏，高丽参另煎兑入，黑芝麻、核桃仁、龙眼肉捣和兑入，阿胶隔水烊化，加入蜂蜜、饴糖收膏即成。封袋保存，每袋 20 克。

每次 1 袋，每日 2 次，两餐之间，温开水冲服。

二诊日期：2012 年 9 月 11 日。

2011 年受孕，今年 1 月份行剖腹产术，术后无发热，但关节酸痛、失眠、口干、皮肤干、痔疮。末次月经 6 月 12 日，量中等，无痛经。头晕，带下量多、色白、质稠。胃纳正常，苔薄，脉细弦。

辨证：气阴不足，血阻经络。

治宜益气活血养阴，通络止痛。

拟膏方如下：

党参 300 克　黄芪 300 克　赤芍 90 克　白芍 90 克
枸杞子 90 克　女贞子 120 克　旱莲草 120 克　麦冬 120
克　石斛 120 克　怀山药 150 克　金银花 90 克　甘草
60 克　丝瓜络 300 克　千年健 300 克　海风藤 300 克
芡实 120 克　椿根皮 120 克　金樱子 120 克　地龙 120
克　红花 90 克　珍珠母 300 克　天麻 90 克　夜交藤
300 克　鸡内金 90 克　何首乌 120 克　延胡索 120 克
当归 90 克　生地 120 克　熟地 120 克　鸡血藤 150 克
附子 90 克　桂枝 60 克

另：西洋参 50 克，阿胶 250 克，饴糖 250 克，蜂蜜
150 克，龙眼肉 150 克，核桃仁 150 克，黑芝麻 150 克。

除另加药外，将上药加水煎 3 次，合并滤液，浓缩
为清膏，西洋参另煎兑入，龙眼肉、核桃仁、黑芝麻捣
和兑入，阿胶隔水烊化，加入蜂蜜、饴糖收膏即成。封
袋，每袋 20 克。

每次 1 袋，每日 2 次，早晚各 1 次。

按：患者既往有子宫内膜异位症病史，加之宫外孕
手术，损伤冲任气血，瘀血内停，肝肾阴血暗耗，络道
欠畅，输卵管不通，故出现头痛易怒，神疲乏力等症，
故用八珍汤补气血、内异消方加减，活血化瘀散结，补
肾助孕，用药一料后孕。产后再来巩固治疗。

第四章 骨科常见病调养膏方

一、腰椎间盘突出症

腰椎间盘突出症是因腰椎间盘劳损、变性、纤维环破裂或髓核脱出等刺激或压迫神经、脊髓等引起一系列症状群。中医学典籍中无腰椎间盘突出症之名，根据该病的临床表现，可归于"腰痛""痹证"等范畴。

随着生活节奏的加快，腰椎间盘突出症的发病率呈逐渐增高的趋势。据统计，约80%的人一生中有腰痛病史的经历，55%的人会伴有放射性症状的腰痛。而腰痛通常由椎间盘疾病引起。腰椎间盘突出症的发生，基本因素是椎间盘的退行性变，诱发腰椎间盘突出的因素大致有外伤、过度负重、长期震动、不良体位、脊髓畸形等。

【变证分析】肾藏精，主骨。肝藏血，主筋。肾精充足，肝血盈满则筋骨劲强，关节灵活。人过中年，生理功能减退，肝肾精血不足，致使筋骨失养，再加感受外邪、慢性劳损、跌扑闪挫、先天畸形等原因，久而久之，容易发生椎间盘的退变、突出。腰椎间盘突出发生的关键是肾气虚损，筋骨失养。慢性损伤、跌扑闪挫、寒湿内侵是其诱因。腰椎间盘突出症是一种慢性疾病，病变日久还会产生很多变证，如：腰椎骨赘形成，黄韧带肥厚、钙化，退行性腰椎管狭窄和退行性腰椎滑脱症，后关节退变与骨质增生，腰椎不稳和椎间盘变窄等等。这些继发的变证常常引起严重的腰腿疼痛或下肢的功能障碍，严重的影响人们的生活。

腰椎间盘突出症"变证"示意图

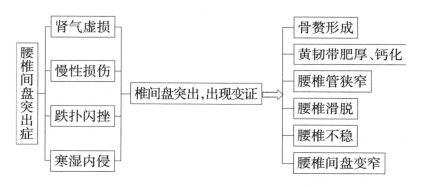

【膏方选介】

膏方一

方名：益精补肾膏。

组成：当归90克　熟地150克　山药120克　杜仲120克　怀牛膝150克　山茱萸60克　骨碎补120克　狗脊150克　鸡血藤150克　黑芝麻150克　胡桃肉250克　鳖甲胶300克　枸杞子120克　何首乌100克　龙眼肉120克　红枣120克　陈皮90克　炙甘草100克　阿胶100克　鹿角胶100克

功用：益肾养精，强筋壮骨。

适应范围：肾精亏虚，筋骨失养而致腰酸腿软、肢体麻木、神疲乏力、畏寒肢冷等症。

制作方法：将上药除阿胶、鹿角胶、鳖甲胶、黑芝麻、胡桃肉除外，其余药物加水煎煮3次，滤汁去渣，合并滤液，加热浓缩为清膏，再将阿胶、鳖甲胶、鹿角胶，加适量黄酒浸泡，隔水炖烊，黑芝麻、胡桃肉碾碎后，冲入清膏和匀。最后加蜂蜜300克收膏即成。

贮存方法：用瓷罐或玻璃瓶等容器收贮备用。夏季注意存放冰箱内。

服用方法：每次15~20克，每日2次。空腹或在两餐之间，用温水冲服。1个月为1个疗程，或服用至症状消失。

注意事项：本方应在医生指导下服用。

膏方二

方名：补肾活血膏。

组成：熟地100克　杜仲60克　枸杞子90克　补骨脂100克　当归60克　红花30克　菟丝子100克　独活30克　肉苁蓉60克　红枣120克　黑芝麻150克　胡桃肉250克　阿胶100克　鹿角胶100克　全蝎30克　蜈蚣10条

功用：补肾壮筋，活血止痛。

适用范围：外伤引起腰椎间盘突出症，见筋骨酸痛无力等症。

制作方法：将上药除阿胶、鹿角胶、黑芝麻、胡桃肉、全蝎、蜈蚣外，其余药物加水煎煮 3 次，滤汁去渣，合并滤汁，加热浓缩为清膏。再将阿胶、鹿角胶加适量黄酒浸泡后隔水炖烊，全蝎、蜈蚣、黑芝麻、胡桃肉碾碎后冲入清膏和匀，最后加入蜂蜜 300 克收膏即成。

贮存方法：用瓷罐或玻璃瓶等容器收贮备用。夏季注意存放冰箱内。

服用方法：每次 15～20 克，每日 2 次。空腹或在两餐之间，用温水冲服。1 个月为 1 个疗程，或服用至症状消失。

膏方三

方名：益肾散寒膏。

组成：独活 30 克　桑寄生 60 克　当归 60 克　秦艽 60 克　赤芍 90 克　杜仲 90 克　怀牛膝 90 克　熟地 150 克　党参 100 克　茯苓 90 克　白术 150 克　桂枝 60 克　鸡血藤 120 克　黑芝麻 150 克　胡桃肉 250 克　阿胶 200 克　鹿角胶 150 克　全蝎 30 克　蜈蚣 10 条

功用：补益肝肾，散寒除湿。

适用范围：感受风寒引起的腰椎间盘突出和筋骨疼痛，天气变化时尤为明显。

制作方法：将上药除阿胶、鹿角胶、黑芝麻、胡桃肉、全蝎、蜈蚣外，其余药物加水煎煮 3 次，滤汁去渣，合并滤汁，加热浓缩成清膏，再将阿胶、鹿角胶加适量黄酒浸泡后隔水炖烊，全蝎、蜈蚣、黑芝麻、胡桃肉碾碎后冲入清膏和匀，最后加蜂蜜 300 克收膏即成。

贮存方法：用瓷罐或玻璃瓶等容器收贮备用。夏季注意存放冰箱内。

服用方法：每次 15～20 克，每日 2 次；空腹或两餐之间用温开水冲服，1 个月为 1 个疗程，或服用至症状消失。

【病案举隅】

案一：腰椎间盘突出症

张某，男，42 岁。2012 年 11 月 19 日初诊。

现病史：患者以养鸡为业，工作强度极大。近日腰部不适酸疼，右侧腿及臀部酸痛，膝以下行走后有时麻木疼痛，行走无力，休息时疼痛好转，做腰椎 CT 示：腰 1、2、3 椎间盘膨出；腰 4、5 骶 1 椎间盘突出。全身乏力，舌质淡红，苔白，脉沉弦紧。

辨证：气血不足，肝肾亏虚，筋脉失养。

治宜补气血，益肝肾，活血止痛。

拟圣愈汤合肾气丸加减。

当归 120 克　川芎 90 克　杭芍 200 克　熟地 150 克党参 150 克　黄芪 300 克　威灵仙 120 克　补骨脂 150克　山茱萸 120 克　枸杞子 120 克　山药 150 克　菟丝

子 120 克　续断 120 克　杜仲 120 克　鸡血藤 200 克　怀牛膝 150 克　桂枝 100 克　附子 60 克　巴戟天 120 克　仙灵脾 120 克　生地 120 克　阿胶 150 克　鹿角胶 150 克　黑芝麻 200 克　胡桃肉 250 克　桃仁 100 克　红花 60 克　陈皮 100 克　枳壳 50 克　炙甘草 60 克　伸筋草 120 克　蜈蚣 12 条　全蝎 30 克

除阿胶、鹿角胶、黑芝麻、胡桃肉、蜈蚣、全蝎外，余药加水煎煮 3 次，合并滤汁，加热浓缩成清膏，将阿胶、鹿角胶加少量黄酒浸泡，隔水炖烊，黑芝麻、胡桃肉、全蝎、蜈蚣碾碎冲入，加蜂蜜 250 克，冰糖 200 克收膏即成，封袋保存。

每次 1 袋，每日 2 次，1 个月为 1 个疗程，或服至症状消失。

按：患者以养鸡为业，劳动强度大，损伤气血，累及肝肾，筋脉失养引腰椎间盘突出，致使腰部酸痛、臀部酸痛、下肢麻木活动无力。证属气血不足，肝肾亏虚，筋脉失养，以圣愈汤补益气血，以肾气丸培补肝肾，佐以活血化瘀止痛之品，药证相符，效果良好。服药两料，病愈如初。

案二：腰椎间盘突出症

张某，男，34 岁。2013 年 4 月 3 日初诊。

现病史：患者为汽车司机，近日自感腰痛，右臀部酸痛，膝以下酸痛，行走时疼痛。经 CT 检查报告示：

腰 2、3、4、5 椎间盘突出。痛部恶寒，得热则舒，纳可，休息可，二便正常。舌质正常苔白，脉紧弦。血压120/80mmHg。

辨证：肾气虚弱，感受外邪。

治宜补益肝肾，散寒除湿。

以独活寄生汤加减治疗。

独活 80 克　桑寄生 100 克　当归 100 克　秦艽 80克　赤芍 90 克　杜仲 100 克　怀牛膝 120 克　熟地 150克　党参 120 克　茯苓 100 克　白术 150 克　桂枝 80 克鸡血藤 120 克　黑芝麻 150 克　补骨脂 100 克　威灵仙100 克　薏苡仁 150 克　伸筋草 150 克　狗脊 100 克蜈蚣 15 条　全蝎 40 克　胡桃肉 250 克　阿胶 120 克鹿角胶 150 克　桔梗 40 克　柴胡 45 克　枳壳 45 克　蜂蜜 300 克　冰糖 200 克

将上药除阿胶、鹿角胶、黑芝麻、胡桃肉、蜈蚣、全蝎、蜂蜜、冰糖外，其余药物加水煎煮 3 次，滤汁去渣，合并滤液，加热浓缩为清膏，再将阿胶、鹿角胶加适量黄酒浸泡后隔水炖烊，全蝎、蜈蚣、黑芝麻、胡桃肉碾碎后，冲入清膏和匀，最后加入蜂蜜、冰糖收膏即成，用封袋机封袋，每袋 25 克。

每次 1 袋，每日 2 次，空腹或在两餐之间用温开水冲服。1 个月为 1 个疗程。

按：患者为汽车司机，长期坐位工作，使腰肌劳损，损伤肾气，致使肾气虚弱，劳损变性，纤维环破裂或髓核脱出，刺激压迫脊神经引起疼痛，以独活寄生汤加减补肾活血、散寒祛湿止痛，方证对应，效果满意。

第五章　常见肿瘤调养膏方

一、乳腺癌

乳腺癌是指发生于乳腺小叶和导管处的恶性肿瘤，是严重影响妇女身心健康甚至危及生命的常见恶性肿瘤之一。近年来，随着生活方式饮食习惯以及环境因素的变化，乳腺癌发病率持续上升，居女性恶性肿瘤发病率首位。全国乳腺癌发病以2%~3%的速度逐年递增，并呈年轻化趋势。它的发病常与遗传有关，40~60岁之间、绝经期前后的妇女发病率较高。

【变证分析】乳腺癌以癌毒内生，邪毒旁窜为核心病机。正气内虚是肿瘤复发转移的内在根本原因，冲任失调、肿郁气滞是乳腺癌复发转移的重要因素，而余毒未尽是转移发生的关键因素。因此，乳腺癌本虚在肝、脾、肾，尤以肝肾虚损为主；标实以气滞、血瘀、痰浊为多。

若失治误治则正不胜邪，余毒旁窜于脏腑经络而成转移。流窜于皮下肌肤，形成皮下转移；或邪毒上扰清窍，甚至蒙蔽清窍，致脑转移；或旁窜于肝而致肝转移，旁窜于肺而致肺转移，旁窜于骨流注于肢节骨骼而致骨转移。旁窜之癌毒使脏腑经络俱损，气血离经而为瘀，津液代谢失常，水湿停聚凝练而为痰，痰、瘀、毒三者胶着不清，终使痰毒瘀结，又进一步促进转移的发展。

乳腺癌"变证"示意图

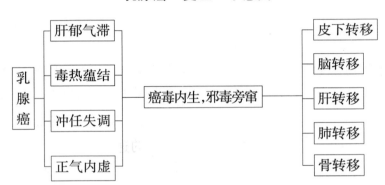

【用膏要点】

1. 乳腺癌用膏首先要分清虚实。实证当辨肝郁气滞与毒热蕴结。肝气瘀滞者，治以疏肝解郁，佐以活血化瘀；毒热蕴结者，治以清热解毒，佐以消肿。虚证当辨冲任失调与气血亏虚，冲任失调者，治以调理冲任，疏肝解郁；气血亏虚，治以补气养血，健脾补肾。

2. 乳腺癌的病程较长，病情复杂，虚实并见，服用膏方治疗要处理好扶正与祛邪的关系。根据手术及化放疗的前后，攻补各有侧重。对于年龄较大、体质较差的患者，在祛邪的同时要注意祛邪不伤正，以免犯"虚虚实实"，要坚持用药，缓图其功，使邪去而正不伤，早日痊愈。

【膏方选介】

膏方一

方名：理气散结膏。

组成：当归 60 克　白芍 150 克　柴胡 100 克　陈皮 90 克　青皮 90 克　枳壳 90 克　八月札 100 克　香附 100 克　丝瓜络 100 克　路路通 80 克　炮穿山甲 60 克　甘草 60 克　夏枯草 150 克　海藻 300 克　山慈菇 100 克　阿胶 300 克　蜂蜜 300 克

功用：疏肝解郁，散寒消肿。

适用范围：两胁胀痛，易怒易躁，乳结块如石，舌苔薄黄或薄白，舌红有瘀点，脉弦有力。

制作方法：将上药除阿胶、蜂蜜外加清水煮 3 次，合并滤液，加热浓缩为清膏，再加蜂蜜，阿胶用黄酒烊化兑入收膏即成。

贮存方法：用瓷罐或玻璃瓶等容器收贮备用。夏季注意存放冰箱内。

服用方法：每次 15～20 克，每日 2 次，在两餐之间用温开水冲服。2 个月为 1 个疗程，或服用至症状消失。

注意事项：忌食生冷、油腻、辛辣、不易消化之品，以及有较强刺激性食物。

膏方二

方名：调补冲任膏。

组成：熟地 150 克　鹿角胶 100 克　仙灵脾 100 克　仙茅 100 克　菟丝子 100 克　肉苁蓉 100 克　枸杞子 100 克　当归 100 克　白芍 150 克　香附 100 克　丝瓜络 100 克　路路通 60 克　甘草 60 克　白花蛇舌草 200 克　夏枯草 150 克　海藻 300 克　阿胶 300 克　蜂蜜 300 克

功用：调理冲任，疏肝解郁。

适用范围：症见乳肿结块，皮核相挛，坚硬如石，推之不移，伴有腰膝酸软，女子月经不调，男子遗精阳痿，五心烦热。舌淡无苔，少有龟裂，脉象无力。

制作方法：将上药除鹿角胶、阿胶、蜂蜜外加清水煮 3 次，合并滤液，加热浓缩为清膏，再加蜂蜜，阿胶、鹿角胶加少量黄酒烊化，收膏即成。

贮存方法：用瓷罐或玻璃瓶等容器收贮备用。夏季注意存放冰箱内。

服用方法：每次 20 克，每日 2 次，在两餐之间用温开水冲服。2 个月为 1 个疗程，或服用至症状消失。

膏方三

方名：益气养血膏。

组成：党参 200 克　白术 150 克　茯苓 150 克　当

归 100 克　生地 150 克　熟地 150 克　黄芪 300 克　白芍 150 克　鸡血藤 200 克　枸杞子 200 克　甘草 60 克　白花蛇舌草 200 克　半枝莲 150 克　夏枯草 150 克　鹿角胶 150 克　阿胶 200 克　蜂蜜 300 克

功用：补气养血，健脾补肾。

适用范围：症见头晕耳鸣，形体消瘦，五心烦热，面色苍白，夜寐不安，乳房结块溃烂，色紫暗，时流污水，臭气难闻。舌绛无苔或苔黄白，脉滑数。

制作方法：将上药除鹿角胶、阿胶、蜂蜜外，加水煮 3 次，合并滤液，加热浓缩为清膏，鹿角胶、阿胶加黄酒适量隔水烊化，兑入加蜂蜜收膏即成。

贮存方法：用瓷罐或玻璃瓶等容器收贮备用。夏季注意存放冰箱内。

服用方法：每次 40 克，每日 2 次，在两餐之间用温开水冲服。2 个月为 1 个疗程，或服用至症状消失。

膏方四

方名：芪甲蠲癌膏。

组成：黄芪 200 克　穿山甲 90 克　乳香 180 克　没药 180 克　血竭 90 克　蜈蚣 30 条　露蜂房 90 克　石见穿 150 克　王不留行 150 克　莪术 150 克　甘草 60 克　阿胶 300 克　蜂蜜 300 克

功用：益气活血，化瘀散结。

适用范围：用于乳癌根治术后放化疗者，以及预防乳腺癌复发转移。

制作方法： 将上药除阿胶、蜂蜜外，加清水煎 3 次，合并滤液，加热浓缩为清膏，再加蜂蜜，阿胶加黄酒烊化，兑入收膏即成。

贮存方法： 用瓷罐或玻璃瓶等容器收贮备用。夏季注意存放冰箱内。

服用方法： 每次 20 克，每日 2 次，在两餐之间用温开水冲服。3 个月为 1 个疗程，或服用至症状消失。

注意事项： 忌生冷、油腻、辛辣、不易消化之品，以及有较强刺激性食物。

膏方五

方名： 参芪蛇莲膏。

组成： 党参 200 克　黄芪 300 克　蛇毒 200 克　白花蛇舌草 300 克　半枝莲 300 克　莪术 150 克　薏苡仁 300 克　蒲公英 150 克　夏枯草 300 克　山慈菇 150 克　水红花子 100 克　浙贝母 150 克　山楂 100 克　甘草 60 克　鹿角胶 300 克　蜂蜜 300 克

功用： 健脾补肾，解毒抗癌。

适用范围： 用于乳腺根治术后放疗、化疗者，以及预防乳腺癌复发转移。

制作方法： 将上药除鹿角胶、蜂蜜外加清水煮 3 次，合并滤液，加热浓缩为清膏，再加蜂蜜，鹿角胶加黄酒烊化，兑入收膏即成。

贮存方法：用瓷罐或玻璃瓶等容器收贮备用。夏季注意存放冰箱内。

服用方法：每次 20 克，每日 2 次，在两餐之间用温开水冲服。3 个月为 1 个疗程，或服用至症状消失。

注意事项：忌食生冷、油腻、辛辣、不易消化之品，以及有较强刺激性食物。

【病案举隅】

案一：乳腺癌术后白细胞减少

刑某，女，48 岁。2014 年 1 月 23 日初诊。

现病史：患者乳腺癌术后开始化疗，化疗第 2 个疗程后化验白细胞 2100/L，倦怠乏力，纳可，休息可，二便正常，其他未见异常。舌质淡红苔白，脉沉弦。

辨证：正气不足，气血虚弱。

治宜益气养血，扶正祛邪，温阳补肾。

拟膏方如下：

太子参 120 克　麦冬 100 克　五味子 90 克　当归 100 克　黄芪 300 克　党参 150 克　白术 120 克　茯苓 120 克　巴戟天 120 克　仙灵脾 120 克　山茱萸 120 克　枸杞子 120 克　何首乌 120 克　杜仲 100 克　菟丝子 120 克　紫河车 60 克　灵芝草 120 克　黄精 120 克　桔梗 45 克　枳壳 50 克　牛膝 100 克　柴胡 60 克　鸡内金 100 克　麦芽 120 克　半枝莲 120 克　白花蛇舌草 150

克　陈皮 100 克

另：人参 60 克，鹿角胶 200 克，阿胶 200 克，冰糖 300 克，蜂蜜 300 克。

除另加药外，将余药加清水煎 3 次，合并滤液，加热浓缩为清膏，将人参另煎兑入，鹿角胶、阿胶加适量黄酒隔水烊化，冰糖、蜂蜜熬好，合并收膏即成。用封袋机，每袋 20 克，封袋贮存。

用瓷罐或玻璃瓶等容器收贮备用。

每日 1 袋，每日 2 次，两餐之间用温水冲服即可。1～2 个月为 1 个疗程。

开始 7 天每天 1 包，若无反应则改为每日 2 袋。忌食辛辣之品及萝卜等。

按：患者乳腺癌术后进行化疗，正气受损，热邪侵扰致使气血亏虚，倦怠乏力，白细胞降低，肾为先天之本，脾为后天之本，气血生化之源，以四君子汤及生脉饮益气养心健脾，滋补后天；以巴戟天、仙灵脾、山茱萸、枸杞子、何首乌、杜仲、菟丝子、紫河车、黄精培补先天；鹿角胶、阿胶、紫河车等血肉有情之品，填补阴精；半枝莲、白花蛇舌草清热解毒，控制癌症复发。枳壳、牛膝、桔梗、柴胡、鸡内金、麦芽升降中枢，健胃消食，使先后天得补，阴精旺盛，使身体健康。上方服到 2 个月，化验白细胞恢复正常，倦怠乏力消失。

二、肝癌

原发性肝癌是指发生于肝细胞与肝内胆管上皮细胞的癌变，是我国常见的恶性肿瘤之一。

肝癌具有潜伏期长、高变恶性、起病隐匿、进展快、侵袭性强、易转移、预后差等特点，发病率呈逐年上升趋势。我国是原发性肝癌高发区之一，年发病率5～10人次/10万。东南沿海地区发病率高于内地，广西、江苏和广东等地最高，云南、贵州最低，男性高于女性，男女比例2～8∶1。

根据原发性肝癌的主要症状和体征，应属中医"肝积""鼓胀""癖黄""癥瘕"等范畴。近年来，中医对肝癌的研究防治工作有较大的进展，对改善症状、延长生存期、预防并发症等有一定优势。

【变证分析】肝癌的产生主要是因为机体正气虚弱，以及邪毒侵袭，饮食不节，脏腑蓄毒，七情失和，气血乘逆，继而引起气滞、血瘀、痰逆、湿聚、热蕴、毒结，日久不散，而渐生肿瘤。正气虚弱是肝癌形成的内在原因，而正虚之中脾虚至为关键。脾为后天之本，气血生化之源，脾虚化源不足则正气不足，无力祛邪。脾失健运又可引起气滞湿聚痰阻，日久元气衰微，又可加剧癌肿的进展，甚至向肺、骨、脑等部位转移，愈后不良。

肝癌 "变证" 示意图

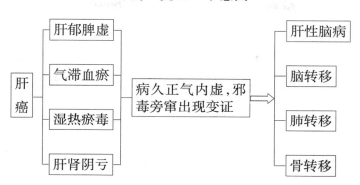

【用膏要点】

1. 肝癌用膏，首分虚实。治疗当以补虚泻实、调整脏腑阴阳为原则。实证泻其有余，当活血化瘀，行气散结，化瘀止痛；虚证补其不足，当健脾补肝益肾。

2. 治病求本。正气虚弱是肝癌形成的内在原因，邪毒外侵是肝癌形成的外在因素，肝癌患者病位在肝，日久元气衰微，又可加剧癌肿的进展，甚至向肺、骨、脑等部位转移，此时用膏应在中医辨证施治指导下，应用养阴扶正为主，绝不能一味攻癌。

3. 坚持守膏，医患都要有信心，不要随意更改膏剂。

【膏方选介】

膏方一

方名：疏肝健脾膏。

组成：醋柴胡 100 克　当归 120 克　杭芍 150 克
太子参 150 克　白术 150 克　茯苓 150 克　郁金 150 克
香附 100 克　佛手 120 克　陈皮 100 克　黄芪 180 克
薏苡仁 150 克　甘草 60 克　鳖甲 150 克　牡蛎 250 克
毛人参 150 克　夏枯草 150 克　白花蛇舌草 150 克　阿
胶 300 克

功用：疏肝理气，健脾化湿，软坚解毒。

适用范围：胁肋胀痛，右侧为甚，胁下痞块，时有
坠痛，胸闷不舒，恼怒后加重，善太息，恶心纳少，食
呆，口苦腹胀，心情急躁，下肢浮肿，时有便溏，舌苔
薄白或黄腻，脉弦或弦数。

制作方法：将上药除阿胶外加清水煎 3 次，合并滤
液，加热浓缩为清膏，再加蜂蜜 300 克，阿胶加黄酒烊
化，兑入收膏即成。

贮存方法：用瓷罐或玻璃瓶等容器收贮备用。夏季
注意存放冰箱内。

服用方法：每次 15～20 克，每日 2 次，在两餐之间
用温开水冲服。2 个月为 1 个疗程，或服用至症状消失。

注意事项：忌生冷、油腻、辛辣、不易消化，以及
有较强刺激性食物。

膏方二

方名：化瘀消痞膏。

组成：当归 150 克　丹参 180 克　桃仁 150 克　红

花 100 克　赤芍 150 克　川芎 100 克　牛膝 180 克　穿山甲 150 克　莪术 150 克　大黄 50 克　醋鳖甲 200 克　白芍 150 克　八月札 150 克　山慈菇 150 克　半枝莲 200 克　阿胶 350 克

功用：活血化瘀，行气散结，化瘀止痛。

适用范围：胁痛如锥刺，脘腹胀闷，痛牵腹背，固定不移，入夜痛剧，纳差食少，嗳气反酸，形体消瘦，肢倦乏力，胁下痞硬，推之不移，呃逆嗳气，便干尿少，肝掌，颈、胸背、面部可见蜘蛛痣，舌质紫暗有瘀条状，脉弦涩或涩。

制作方法：将上药除阿胶外加清水煎 3 次，合并滤液，加热浓缩为清膏，再加蜂蜜 300 克，阿胶加黄酒烊化，兑入收膏即成。

贮存方法：用瓷罐或玻璃瓶等容器收贮备用。夏季注意存放冰箱内。

服用方法：每次 15～20 克，每日 2 次，在两餐之间用温开水冲服。2 个月为 1 个疗程，或服用至症状消失。

注意事项：忌生冷、油腻、辛辣、不易消化，以及有较强刺激性食物。

膏方三

方名：解毒散结膏。

组成：薏苡仁 300 克　大腹皮 150 克　猪苓 150 克　泽泻 100 克　丹参 300 克　郁金 150 克　土鳖虫 100 克

川楝子 100 克　半枝莲 300 克　茯苓皮 300 克　白花蛇舌草 500 克　穿山甲 150 克　莪术 150 克　醋鳖甲 200 克　八月札 150 克　山慈菇 150 克　阿胶 320 克

功用：清热利湿，解毒散结。

适用范围：上腹肿块，脘腹胀，腹大如鼓，肤目晦暗，心烦口苦，恶心食少，便结溺黄，发热汗出，舌红或绛、少津，苔黄厚腻，脉滑数或弦数。

制作方法：将上药除阿胶外加清水煎 3 次，合并滤液，加热浓缩为清膏，再加蜂蜜 300 克，阿胶加黄酒烊化，兑入收膏即成。

贮存方法：用瓷罐或玻璃瓶等容器收贮备用。夏季注意存放冰箱内。

服用方法：每次 15～20 克，每日 2 次，在两餐之间用温开水冲服。2 个月为 1 个疗程，或服用至症状消失。

膏方四

方名：肝癌消瘀膏。

组成：莪术 300 克　三棱 150 克　急性子 150 克　鳖甲 300 克　柴胡 120 克　青陈皮（各）300 克　姜黄 120 克　土鳖虫 300 克　香附 120 克　山慈菇 300 克　当归 150 克　鸡内金 120 克　阿胶 350 克

功用：散结化瘀，疏肝理气。

适用范围：适用于气滞血瘀型肝癌。

制作方法：将上药除阿胶外加清水煎 3 次，合并滤液，加热浓缩为清膏，再加蜂蜜 300 克，阿胶加黄酒烊化，兑入收膏即成。

贮存方法：用瓷罐或玻璃瓶等容器收贮备用。夏季注意存放冰箱内。

服用方法：每次 15～20 克，每日 2 次，在两餐之间用温开水冲服。2 个月为 1 个疗程，或服用至症状消失。

注意事项：忌生冷、油腻、辛辣、不易消化，以及有较强刺激性食物。

【病案举隅】

案：肝癌介入后

闫某，女，74 岁。

现病史：患者肝癌介入后 3 年。近感倦怠乏力，时有心悸短气，精神尚可，纳食一般，生活能自理，时口干，失眠，胁部有时胀满、有时隐隐不适，二便正常，舌质红少苔，脉弦细数。

辨证：肝阴虚，心气不足。

治宜益气养心，滋补肝阴，佐以软坚解毒。

拟生脉饮合一贯煎加减。

太子参 100 克　麦冬 100 克　五味子 60 克　黄精 100 克　沙参 100 克　郁金 100 克　山药 200 克　白术 100 克　枸杞子 120 克　当归 100 克　川楝子 80 克　白花蛇舌草 120 克　鳖甲 120 克　半枝莲 120 克　远志

100 克　酸枣仁 100 克　鸡内金 100 克　桔梗 50 克　牛膝 60 克　枳壳 50 克　柴胡 50 克　焦三仙（各）100 克黄芪 200 克　西洋参 60 克　灵芝草 100 克　苍术 60 克陈皮 100 克　生地 120 克

另：阿胶 200 克，黄酒 200 克，冰糖 300 克，蜂蜜 300 克。

除另加药外，将余药加清水煎 3 次，合并滤液，加热浓缩为清膏。将冰糖、蜂蜜加热熬熟，阿胶与黄酒隔水烊化，将西洋参另煎兑入，收膏即成。

用封膏机封袋，每袋 20 克，冰箱贮存。

每日 1 袋，每日 2 次，1 个月为 1 个疗程，连服 2 ~ 3 个疗程。根据病情调方间断再服。此患者服药后情况较好，精神可，纳可，生活能自理，又延 2 年死亡。

按：患者肝癌介入术后，气阴耗伤，故出现口干纳差、失眠、心悸气短、舌红少苔、脉弦细数等心气阳虚及肝阴不足之象，以生脉饮合一贯煎加减。太子参、麦冬、五味子、沙参、枸杞子、当归、远志、酸枣仁、川楝子、生地、黄精益心气补肝阴、安神；《金匮要略》云："见肝之病，知肝传脾，当先实脾……"以西洋参、山药、白术、苍术、灵芝草、黄芪、焦三仙、鸡内金健脾运脾、补气、消食，以补后天；鳖甲、白花蛇舌草、半枝莲软坚解毒；枳壳、牛膝、柴胡、桔梗调节升降中枢。药证对应，故效果尚好。

三、胃癌

胃癌是一种发生于胃黏膜上皮的恶性肿瘤，是威胁人类健康的常见疾病之一。胃癌的发病率在世界不同国家、在同一国家的不同地区存在很大差别。在胃癌高发国家，发病率可超过 100/10 万，在某些低发国家，发病率可低于 10/10 万。日本、智利、芬兰、奥地利、冰岛等国家是胃癌的高发区。近十多年来胃癌发病率呈下降，原因不明，发病率均是男性多于女性。

胃癌的死亡率也是男性高于女性，日本最高，美国最低。在我国，胃癌死亡率占所有恶性肿瘤死亡率的 23.02%，居各类癌症死亡的第 1 位。其中男性胃癌年死亡率为 20.95/10 万，女性为 10.16/10 万，平均为 17.41/10 万，所以我国胃癌死亡率在世界范围内也属较高的地区。

中医古典文献中没有胃癌的病名，从文献描述的具体病情和病程来分析，其中的"反胃""胃反""翻胃""胃脘痛""膈症""噎嗝""膈气""积聚""癥瘕""癥积""伏梁""便血""呕血""癥瘕积聚"等病症的描述很类似胃癌的症状。对此，历代文献的记载很多，早在《内经》中就有关于这些病名的论述。中医在改善症状、延长生存期、预防并发症等方面有一定的优势。

【变证分析】胃癌的病因病机较为复杂，中医认为，邪之所凑，其气必虚，胃癌的发生因素系属先天不足，后天失养，饮食失节，嗜烟饮酒，六淫侵袭，忧思过度，脾胃损伤，脏腑失调等内外因素综合作用的结果，胃癌的形成，可能与气结、邪热、食积、痰湿瘀血等郁滞及脾胃虚寒有关，其中主要是饮食失节、忧思过度、脾胃损伤、运化失司、痰湿内生、气结痰凝，久则成积。

胃癌"变证"示意图

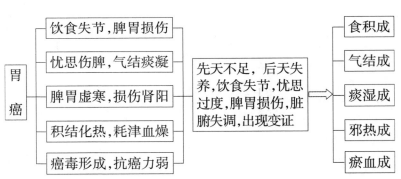

【膏方要点】

1. 胃癌用膏要分清虚实，治以补虚泻实、调整脏腑阴阳。实证者泄其有余，当活血化瘀，行气散结，化瘀止痛；虚证者补其不足，当健脾和胃。

2. 治病求本。正气虚弱是胃癌形成的内在原因，邪毒外侵是胃癌形成的外在因素，胃癌的病位在胃，久则正气衰微，又可加剧癌肿的进展，甚至向肺、胰、骨、淋巴结转移。此时用膏方，应在中医辨证施治的指导下，祛邪扶正为主，绝不能一味攻癌。

3. 坚持守膏，医患都要有信心，不要随意更改膏剂。

【膏方选介】

膏方一

方名： 益气健脾膏。

组成： 人参60克 黄芪200克 白术100克 党参100克 茯苓100克 薏苡仁150克 白扁豆120克 麦芽120克 陈皮90克 砂仁60克 炙甘草50克 阿胶250克 蜂蜜400克

制作方法： 将上药除人参、阿胶、蜂蜜外，加水煎煮3次，合并滤液，加热浓缩为清膏，人参另煎兑入，阿胶加适量黄酒隔水烊化，与蜂蜜加入收膏即成。

功用： 益气健脾，运化水谷，扶正培本。

适用范围： 脾胃虚弱，食欲不振，食后饱胀，面色不华，倦怠乏力，便溏，泄泻，舌苔薄，脉弱等。

贮存方法： 用瓷罐或玻璃瓶等容器收贮备用。夏季注意存放冰箱内。

服用方法： 每次15～20克，每日2次，在两餐之间用温开水冲服。2个月为1个疗程，或服用至症状消失。

注意事项： 忌生冷油腻辛辣，不易消化，以及有较强刺激性食物。

膏方二

方名：益胃生津膏。

组成：沙参 100 克　麦冬 100 克　太子参 120 克　天花粉 100 克　玉竹 100 克　石斛 120 克　百合 120 克　女贞子 120 克　芦根 150 克　生地 120 克　玄参 100 克　西洋参 80 克　山茱萸 120 克　五味子 60 克　乌梅 100 克　杭芍 100 克　龟甲胶 200 克　阿胶 100 克　白花蛇舌草 120 克　蜂蜜 300 克

功用：益胃生津，扶正培本。

适用范围：中晚期胃癌患者。因手术、化疗损伤胃阴，口干而渴，唇燥喜饮，饥不欲食，干呕呃逆，大便秘结，虚热心烦，舌红少苔，或花剥苔，甚或无苔，光亮如镜。

制作方法：除阿胶、龟甲胶、西洋参、蜂蜜外，上药加水煎煮 3 次，合并滤液，加热浓缩为清膏，将西洋参另煎兑入，阿胶、龟甲胶加适量黄酒隔水烊化，加蜂蜜收膏即成。

贮存方法：用瓷罐或玻璃瓶等容器收贮备用。夏季注意存放冰箱内。

服用方法：每次 15～20 克，每日 2 次，在两餐之间用温开水冲服。2 个月为 1 个疗程，或服用至症状消失。

膏方三

方名：活血化瘀膏

组成：当归 100 克　川芎 90 克　红花 90 克　丹参 120 克　五灵脂 100 克　莪术 90 克　三棱 90 克　桃仁 90 克　生山楂 120 克　乳香 90 克　没药 90 克　鸡血藤 100 克　赤芍 100 克　元胡 100 克　郁金 100 克　苏梗 100 克　陈皮 100 克　黄芪 200 克　党参 150 克　阿胶 200 克　蜂蜜 300 克　鳖甲胶 150 克

功用：益气活血，化瘀止痛。

适用范围：倦怠乏力，胃肿块经久不消，坚硬如石，或凹凸不平；胃脘疼痛，痛有定处，日轻夜重；黑便，咯血；舌青紫或舌体舌下有青紫斑点或静脉瘀紫怒张；面色黧黑，皮肤有斑块，粗糙，肌肤甲错，唇甲青紫；脉涩滞等。

制作方法：除阿胶、鳖甲胶、蜂蜜外，将余药加水煎煮 3 次，合并滤液，加热浓缩为清膏，将阿胶、鳖甲胶加适量黄酒隔水烊化，加蜂蜜收膏即成。

贮存方法：用瓷罐或玻璃瓶等容器收贮备用。夏季注意存放冰箱内。

服用方法：每次 15～20 克，每日 2 次，两餐之间用温开水化服，2 个月为 1 个疗程，或服至症状消失。

膏方四

方名：软坚散结膏。

组成：柴胡100克　合欢皮100克　枳壳90克　陈皮100克　香橼100克　佛手100克　川楝子90克　延胡索100克　厚朴90克　枳实60克　大腹皮120克　木香90克　苏梗90克　砂仁90克　昆布150克　瓦楞子200克　海藻200克　鳖甲150克　煅牡蛎200克　山慈菇90克　浙贝母150克　夏枯草150克　阿胶350克　蜂蜜300克

功用：理气散滞，软坚散结。

适用范围：胃癌之胃脘胀满不适，嗳气、恶心呕吐，脘腹胀闷、疼痛，进食困难，甚至食入即吐等症。肿瘤形成，聚结成块，坚硬如石。

制作方法：除阿胶、蜂蜜外，将余药加水煎煮3次，合并滤液，加热浓缩为清膏，将阿胶加适量黄酒隔水烊化，加蜂蜜收膏即成。

贮存方法：用瓷罐或玻璃瓶等容器收贮备用。夏季注意存放冰箱内。

服用方法：每日2次，每次15～20克，用温开水化开于两餐间服用，2个月为1个疗程。

【病案举隅】

案：胃癌术后

白某，男，60岁。2012年5月6日初诊。

现病史：患者于4个月前行胃贲门癌手术，术后行化疗一个疗程。2012年5月6日来诊，当时精神差，面色痿黄，四肢倦怠乏力，自汗，动则气短，言语无力，纳食减少。大便质软，日一次。小便正常。舌质淡红，苔白腻，脉沉缓。

辨证：正气不足，脾胃虚弱，气血不足。

治宜益气健脾，补养气血，辅助先天后天，恢复正气。

以生脉饮合六君子汤、当归补血汤，佐以补肾加减。拟膏方如下：

人参 60 克　党参 150 克　麦冬 100 克　五味子 80 克　黄芪 300 克　白术 150 克　苍术 150 克　玄参 120 克　陈皮 100 克　山药 300 克　山茱萸 150 克　补骨脂 150 克　巴戟天 150 克　仙灵脾 150 克　紫河车 60 克　黄精 120 克　郁金 90 克　枳壳 60 克　鸡内金 100 克　远志 80 克　当归 120 克　焦三仙（各）120 克　桂枝 50 克　白芍 100 克　丹参 150 克　薏苡仁 250 克　白花蛇舌草 200 克　半枝莲 200 克　鹿角胶 200 克　阿胶 150 克　蜂蜜 300 克　冰糖 300 克

除人参另煎兑入，阿胶、鹿角胶、蜂蜜、冰糖外，将余药加水煎煮 3 次，合并滤液，加热浓缩为清膏，将阿胶、鹿角胶隔水烊化，蜂蜜、冰糖熬和胶兑入收膏即成。封膏机封袋，每袋 20 克。

每次 1 袋，每日 2 次，在两餐之间用温开水冲服。2 个月为 1 个疗程。

忌生冷、辛辣及刺激性食物。

按：患者术后又行化疗，正气受损，气血损伤。正气亏虚，脾胃亏虚，运化失司，故倦怠乏力，纳差，动则心慌气短，自汗出，故以生脉饮益心气，六君子汤益气健脾胃，当归补血汤补气养血。独阴不生，独阳不长，故加山茱萸、山药、鹿角胶、补骨脂、巴戟天、仙灵脾、紫河车补益先天；桂枝汤调和营卫；丹参、白花蛇舌草、半枝莲和血祛邪，使先后天得补，气血充盈，正气恢复，身体健康。上方服三料后如常人情况很好。

下篇　著名膏方选萃

第一章　古代著名膏方选粹

膏方历史悠久，在《五十二病方》《灵枢》《神农本草经》等中医早期典籍中就记载了马膏、豚膏、蛇膏等，《金匮要略》载有猪膏发煎和大乌头煎。《肘后备急方》的"治百病备急丸散膏诸要方"一章中收载了7首膏方，如裴氏五毒神膏、陈元膏、华佗虎骨膏等。《小品方》所载的单地黄煎开创了以补虚为主的膏方。现摘录部分古代膏方如下。

1. 琼玉膏《寿世保元》

组成：茯苓、人参、生地、蜂蜜、黄酒（适量）。

适应证：养气阴，养心肺。主治虚劳咳嗽，短气无力等。

服法：每服一匙，约10克，早晚各1次，开水冲服。

2．二冬膏《张氏医通》

组成：麦冬、天冬、冰糖。

适应证：肺阴不足，干咳少津，咽喉燥痛，声哑或痰中带血者。

服法：每服一匙，约 10 克，早晚各 1 次，开水冲服。

3．八仙膏《万病回春》

组成：藕汁、生姜汁、梨汁、萝卜汁、甘蔗汁、白果汁、竹沥、蜂蜜。

适应证：津亏液干，吞咽困难，口干舌燥。

服法：每服 2 匙，约 20 克，慢慢咽下，每日 2~3次，开水冲服。

4．清宁膏《医宗必读》

组成：麦冬、生地、陈皮、桔梗、甘草、龙眼肉、薏苡仁、川贝母、薄荷叶。

适应证：痨嗽吐血，干咳痰少，口干舌燥，神疲乏力，食少气短。

服法：每服一匙，约 10 克，早晚各 1 次，开水冲服。

5．人参大补膏《实用中医养生全书》

组成：白参、党参、太子参、黄芪、茯苓、生地、熟地、当归、枸杞子、黄精、玉竹、何首乌、女贞子、麦芽、谷芽、五味子。

适应证：气虚血少之呼吸短促，面色萎黄，四肢乏力，失眠健忘，心悸纳少者。

服法：每服一匙，约 15 克，早晚各 1 次，开水冲服。

6. 两仪膏《景岳全书》

组成：人参、熟地、蜂蜜。

适应证：补元气，养阴血。症见精气内亏，阴血不足之身体消瘦，气血乏力等。

服法：每服一匙，约 10 克，早晚各 1 次，开水冲服。

7. 十全大补膏《太平惠民和剂局方》

组成：人参、甘草、熟地、肉桂、茯苓、白术、白芍、当归、川芎、黄芪。

适应证：男女体弱，气血两虚之面色痿黄，头目眩晕，肢体疲乏无力等。

服法：每服一匙，约 10 克，早晚各 1 次，开水冲服。

8. 伏龙肝膏《济生方》

组成：伏龙肝、生地汁、麦冬汁、刺蒺藜汁、白蜜。

适应证：气阴不足，阴虚内热之吐血反复发作，头晕心悸，口咽干燥。

服法：每服一匙，约 10 克，早晚各 1 次，开水冲服。

9. 八珍膏《丹溪心法》

组成：党参、炒白术、茯苓、甘草、当归、白芍、川芎、熟地、冰糖。

适应证：补气益血。用于气血两虚，症见面色痿黄，食欲不振，四肢乏力。

服法：每服一匙，约 15 克，早晚各 1 次，开水冲服。

10. 宁志膏《普济本事方》

组成：党参、酸枣仁、辰砂、乳香、蜂蜜。

适应证：宁心安神。主治气血不足，心悸怔忡。

服法：每服一匙，约 10 克，早晚各 1 次，开水冲服。

11. 状元和中膏《慈禧光绪医方选义》

组成：党参、白术、茯苓、砂仁、当归身、杜仲、香附、黄芪、炒谷芽、鸡内金、姜半夏、生姜、大枣、佩兰、冰糖。

适应证：健脾补肾，理气运滞。用于久病脾虚食少，胸闷干哕，嘈杂，食物不消。

服法：每服一匙，约 10 克，早晚各 1 次，开水冲服。

12. 生地煎《外台秘要》

组成：生地汁、紫苏子、鹿角胶、大枣、生姜、牛酥、蜂蜜、黄酒。

适应证：补虚损，填骨髓，长肌肉。用于虚损、精髓不足之喘促短气等症。

服法：每服一匙，约 10 克，早晚各 1 次，酒和服。

13. 滋荣养液膏《薛生白医案》

组成：女贞子、陈皮、桑叶、熟地、白芍、黑芝麻、旱莲草、枸杞子、当归身、白菊花、穞豆、竹叶、玉竹、茯苓、沙苑、蒺藜、炙甘草。

适应证：肝肾不足，症见头目眩晕，腰膝酸软，肢体麻木，失眠多梦，健忘，时见耳鸣，呆傻，舌体偏瘦。

服法：每服一匙，约 10 克，早晚各 1 次，开水冲服。

14. 龟鹿二仙胶《医宗必读》

组成：鹿角、龟甲、枸杞子、人参。

适应证：益精气，补元气，养肝肾，调阴阳。用于肝肾阴虚，精血不足之瘦弱短气，头昏眼花，阳痿遗精等。

服法：每服一匙，约 10 克，早晚各 1 次，温酒服下。

15. 安志膏《济阴纲目》

组成：朱砂、酸枣仁（炒）、人参、伏神（去木）、琥珀、滴乳香（研）。

适应证：妇人因去血过多，心神不安，言语不常，不得入睡。

服法：每服1钱，空心，浓煎，灯心、大枣汤调下。

16. 八珍膏《鲁府禁方》

组成：梨汁，萝卜汁，藕汁，柏枝（捣烂，童便熬），浓汁、稀汁各1份，乳汁，知母，黄柏。

适应证：劳瘵。

服法：每服2匙，白水送下。

17. 阿胶膏《太平圣惠方》

组成：阿胶（捣碎，炒令黄燥，捣末）、白羊肾（去筋膜，切后研细）、杏仁（汤浸，去皮尖、双仁，麸炒微黄，研如膏）、薯蓣（捣为末）、薤白（细切）、黄牛酥、羊肾脂（煮去滓）。

适应证：肺气喘急，下焦虚伤。

服法：每服1匙，以暖酒调下，不拘时候。

18. 黄连膏《活法机要》

组成：黄连末、生地自然汁、白莲藕汁、生乳汁。

适应证：生津液，除干燥，长肌肉。燥在上焦，多饮水而少食，大便如常，小便清利。

服法：每服 20 丸，少呷温水送下，一日 10 次。

19. 安神膏《普济方》引《仓婴方》

组成：朱砂、全蝎、人参、白茯苓、天麻、附子（炮）、川芎、乳香、麝香、坯子半钱（一方加琥珀）。

适应证：小儿心虚多惊，恍惚不宁，腹痛，便青及吐泻之后欲生慢惊风。

服法：每服 1 丸，薄荷汤送下。

20. 安嗽膏《济阴纲目》

组成：天冬（去心）、杏仁（去皮）、川贝母（去心）、百部、百合、款冬花、紫菀、雪白术。

适应证：敛肺气。阴虚咳嗽，火动发热，症见咯血、吐血。

服法：每服 3～5 匙。

21. 蜜炼川贝枇杷膏《中国药典》

组成：北沙参、薄荷脑、陈皮、川贝母、桔梗、款冬花、枇杷叶、水半夏、五味子、杏仁。

适应证：肺燥之咳嗽、痰多、胸闷、咽喉痛痒、声音沙哑。

服法：每服 15 毫升，一日三次。

22. 枇杷叶膏《实用中医养生全书》

组成：鲜枇杷叶（刷去毛）、麦芽糖。

适应证：新久咳嗽。

服法：每服 1 匙，早晚各 1 次，开水冲服。

23. 益母草膏《实用中医养生全书》

组成：益母草、赤砂糖。

适应证：月经不调，产后瘀阻腹痛。

服法：每服 1 匙，早晚各 1 次，开水冲服。

25. 敛肺止血膏《实用中医养生全书》

组成：党参、百合、生地、诃子肉、黛蛤散、花蕊石、旋覆花、竹沥、制半夏、麦冬、五味子、巴戟天、广陈皮、炙甘草。

适应证：反复咯血不止，头晕目眩，心悸，口干咽燥，夜寐不安。

服法：每服 1 匙，早晚各 1 次，开水冲服。

第二章 近现代名医名方选粹

朱斐君经验膏方选载

朱斐君为清末民初时的嘉兴名医，名扬浙北、苏南一代。朱氏于《浙江历代医林人物》曾列一传。既擅治时症，又精于调理，为免病家喝大碗苦汤，故多用膏滋，一时名声大扬。现撷取一则，以飨读者。

组成：大熟地（砂仁伴炒）300 克　焦白术 150 克

茺蔚子 150 克 川楝子 150 克 潞党参 150 克 怀山药 200 克 紫石英 200 克 青皮 75 克 陈皮 75 克 炙黄芪 100 克 杭芍 100 克 制香附 150 克 清半夏 100 克 酒全当归 150 克 酒炒大川芎 50 克 广郁金 50 克 炙乌贼骨 150 克 赤丹参 150 克 炒川续断 100 克 合欢皮 100 克 桑寄生 150 克 白茯苓 200 克 炒杜仲 100 克 台乌药 100 克 夜交藤 150 克

功用：调治肝脾，补血理气解郁。

适用范围：气郁则血郁，肝失条达之性而无疏泄之能。郁损肝脾，营血暗亏，冲任失调，腹痛且胀，经来衍期。

制作方法：上药照方配制，煎 3 次，去渣存汁，再入清阿胶 300 克，冰糖 400 克烊化收膏。

贮存方法：瓷罐或玻璃瓶等容器收贮备用。

服用方法：每次服 15～20 克。每晨、晚各 1 次，用温开水送服。

出处：林乾良，朱斐君. 手上膏方 [J]. 中医文化. 2006，6（12）：34－36

张镜人经验膏方选载

张镜人，全国著名中医理论家、临床学家、全国继承名老中医药专家学术经验指导老师，其膏方调治慢性病亦具特色，现举其要，以飨同道。

一、心血管疾病

张镜人擅用膏方调治心血管疾病。张老治疗心血管疾病时以通补兼施为原则，采用宣痹通阳、健脾化湿、行气活血、益气养心等法，保持机体气血通畅与阴阳平衡。

膏方一

组成：生地30克　熟地30克　山茱萸60克　炒山药60克　枸杞子60克　炒滁菊花60克　泽泻60克　牡丹皮60克　茯苓60克　女贞子60克　旱莲草60克　赤芍60克　白芍60克　炙甘草20克　生牡蛎90克　生石决明60克　白蒺藜60克　何首乌60克　明天麻30克　炒川续断60克　桑寄生60克　炒杜仲60克　沙苑子60克　川石斛60克　北沙参60克　孩儿参60克　大麦冬60克　水炙远志20克　炒酸枣仁60克

功用：补益肝肾，益心益气。

适用范围：素有高血压病史，夜间时或胸闷，耳鸣塞聪，腰酸膝软，月经量多，舌苔薄，脉细弦。证属肝肾两虚，心气不足者。

制作方法：上药浸一宿，武火煎取3次，沉淀滤清；文火收膏时加入陈阿胶240克，冰糖400克熬至滴水成珠为度。

贮存方法：瓷罐或玻璃瓶等容器收贮备用。

服用方法：每次 1 汤匙，用温开水调送，临睡前服。如遇伤风食滞等症则暂缓服用。

出处：朱凌云，秦嫣．张镜人膏方调治心血管疾病精要［J］．上海中医药杂志．2008，42（11）：23 - 24

膏方二

组成：丹参60克　炒党参60克　孩儿参60克　赤芍60克　白芍60克　水炙甘草20克　南沙参30克　北沙参30克　苦参30克　炒酸枣仁60克　水炙远志20克　淮小麦60克　广郁金60克　炒当归身60克　大麦冬30克　香附60克　紫石英30克　茶树根60克　北五味子15克　扁豆60克　炒山药60克　建莲子（去衣心）60克　炒山楂60克　炒神曲60克　香谷芽60克　生地30克　熟地30克　砂仁15克　枸杞子60克　炒川续断60克　桑寄生60克　炒杜仲60克　旱莲草60克　制首乌60克　水炙桑白皮60克　甜杏仁60克　炙百部60克　旋覆花（包）60克　海浮石60克

功用：养心健脾，兼佐益肺。

适用范围：既往有风湿性心脏病史，胸闷心悸不宁，咽红气急，喉间痰稠、酸，大便带溏。舌苔薄，边有齿印，脉濡滑，时见结代。证属肺脾两虚，心气亏虚。

制作方法：上药浸一宿，武火煎取 3 次，沉淀滤清。文火收膏时，加入清阿胶240克，冰糖500克，大红枣 30 枚，熬至滴水成珠为度。

贮存方法：瓷罐或玻璃瓶等容器收贮备用。

服用方法：每次 1 汤匙，温开水调送，早晚各服 1 次。如遇伤风食滞等症则暂缓服用。

出处：朱凌云，秦嫣．张镜人膏方调治心血管疾病精要［J］．上海中医药杂志．2008，42（11）：23－24

二、肺系疾病

膏方调治肺系疾病：张老治疗肺系疾病时主张甘寒凉润，升降并举，润燥相伍，重视中土，取得较好疗效。

膏方一

组成：南沙参 60 克　北沙参 60 克　天冬 30 克　麦冬 30 克　赤芍 60 克　白芍 60 克　炙甘草 20 克　肥玉竹 30 克　水炙桑白皮 60 克　甜杏仁 60 克　野百合 60 克　川贝母 30 克　浙贝母 30 克　竹沥半夏 60 克　炙款冬 60 克　炙百部 60 克　生山药 60 克　八月札 60 克　制香附 60 克　旋覆花（包）60 克　海浮石 60 克　生石决明 60 克　海蛤壳 60 克　炒牛膝 60 克　炒牡丹皮 30 克　炒黄芩 60 克　白及片 60 克　仙鹤草 60 克　旱莲草 60 克　侧柏叶 60 克　炒藕节 60 克　五味子 20 克　大地龙 30 克　炙苏子 60 克　香谷芽 60 克　炒元曲 30 克　炒续断 60 克　炒扁豆 60 克　佛手片 60 克　砂仁（后

下）15克

功用：平肝，清肺，和胃。

适用范围：夙有咳喘及咳血病史，发则咳嗽气急，痰中带血，咽喉干燥，齿龈疼痛，胃脘胀痛，嘈杂泛酸。舌红，苔薄黄，脉细弦。证属肝肾两亏，木火偏旺，凌肺犯胃者。

制作方法：上药浸一宿，武火煎取3汁，沉淀滤清；文火收膏时，加入阿胶180克，枇杷叶膏120克，冰糖400克熬至滴水成珠为度。

贮存方法：瓷罐或玻璃瓶等容器收贮备用。

服用方法：每次1汤匙，温开水调服，临睡前服。如遇感冒等病则暂缓服用。

出处：朱凌云，秦嫣.张镜人膏方治肺系疾病精要[J].上海中医杂志，2007.40（10）：10－11

膏方二

组成：生地60克　熟地60克　南沙参60克　北沙参60克　天冬30克　麦冬30克　赤芍60克　白芍60克　炙甘草20克　肥玉竹60克　野百合60克　制黄精60克　海蛤壳60克　炒黄芩60克　炙百部60克　仙鹤草60克　白及片60克　生石决明（先煎）60克　砂仁（后下）20克　泽泻60克　枸杞子60克　覆盆子60克　制首乌60克　炒川续断60克　桑寄生60克　炒神曲、炒山楂各60克　仙灵脾60克　仙茅60克　菟丝子 60 克　孩儿参 60 克　建莲肉 60 克　生牡蛎（先煎）60 克　金樱子 60 克　芡实 60 克　炒扁豆 60 克　莲须 20 克　香谷芽 60 克

功用：培养肺肾。

适用范围：支气管扩张病史，曾多次咯血。证情渐见减轻，稠痰亦少，但仍感口干，口唇发热疮，胸膺灼热；阳痿早泄，婚后不育；舌红，苔薄，脉细弦而滑。证属肺肾阴虚者。

制作方法：上药浸一宿，武火煎取 3 汁，沉淀沥滤清；文火收膏时，加入清阿胶 250 克，枇杷叶膏 120 克，冰糖 400 克熬至滴水成珠为度。

贮存方法：瓷罐或玻璃瓶等容器收贮备用。

服用方法：每次 1 汤匙，温开水调送，清晨服。如遇伤风停滞等病则暂缓服用。

出处：朱凌云，秦嫣．张镜人膏方调治肺系疾病精要［J］．上海中医杂志，2007，41（10）：10 - 11

朱小南经验膏方选载

朱小南，江苏南通人，沪上名医朱南山长子。初业内外妇儿各科。中年以后，声名远播，以擅妇科而著称，其治病重视气血、经络理论，尤重调肝和奇经在妇科的应用。

膏方一

组成：红参片40克 京玄参100克 明党参75克 紫丹参75克 北沙参25克 制首乌75克 川石斛100克 肥玉竹75克 天冬100克 五味子75克 炙龟板100克 女贞子100克 砂仁40克 钩藤100克 生地75克 熟地75克 陈青蒿100克 怀山药100克 白薇150克 制苍术75克 地骨皮100克 黄芪100克 川黄柏100克 制黄精75克 白芍75克 淡苁蓉75克 胡麻仁75克 鹿角胶100克 甘草100克 软柴胡40克 黑芝麻100克 制香附75克 稆豆衣100克 焦山楂100克 海螵蛸95克 大橘皮100克 台乌药75克 川楝子100克 酸枣仁75克 夜交藤100克 带皮苓100克

功用：养血调经种子。

适用范围：阴虚火旺，肝郁气滞者。又兼小产失调，症见胸闷烦躁，渴不欲饮，头眩心荡，乳胀腰痛，经临有块，子宫颈及卵管无菌发炎。

制作方法：上药依法配制，用清水先浸一宿，继以武火熬至3次，滤渣取汁，加入陈阿胶400克，龟甲胶400克，金樱子膏400克，桑葚子膏300克，夏枯草300克，文冰（冰糖）1000克，白湘莲200克，红枣200克，用文火收膏。

贮存方法：瓷罐或玻璃瓶等容器收贮备用。

服用方法：每次1汤匙，温开水调送，早晚各1服。如遇伤风食滞等症则暂缓服用。

出处：朱世增．朱小南论妇科［M］．上海：上海中医药大学出版社，2009，25

朱南孙经验膏方选载

朱南孙，朱氏妇科第三代传人。上海中医药大学教授，主任医师，上海市中医妇科医疗协作中心主任，硕士研究生导师。继承祖父朱南山、父亲朱小南妇科经验，学术上又有所创新。认为妇人调理经血，宜肝肾并治，善用膏方，特举其要。

膏方一

组成：焦党参120克　炒白术60克　大熟地120克煨金樱子120克　焦山楂90克　西砂仁（后下）30克淡远志60克　炒川续断120克　桑寄生120克　仙鹤草150克　伏龙肝150克　补骨脂60克　鸡冠花120克炮姜炭60克　牛角丝90克　海螵蛸120克　制狗脊120克　炒酸枣仁90克　制首乌120克　焦建曲90克莲须90克　枸杞子90克　茯苓120克　炙黄芪120克怀山药120克　当归90克　覆盆子120克　广陈皮60克　椿根皮120克　合欢皮120克　胡桃肉90克　龙眼肉90克　湘莲子120克

功用：健脾益肾，统摄冲任。

适用范围： 月经来潮起，周期无定，或量多如崩，或淋漓日久方止。时感头晕神疲，夜寐不安，心悸气促，下肢酸软，时常便溏，脉弦细带数。

制作方法： 上药煎 4 次，取极浓药汁，加陈阿胶 150 克，鹿角胶 60 克均用陈酒炖烊，冰糖 250 克用文火收膏。

贮存方法： 瓷罐或玻璃瓶等容器收贮备用。

服用方法： 每次 1 汤匙，温开水调送，早晚各 1 服。如遇伤风食滞等症则暂缓服用。

出处： 朱南孙．朱南孙膏方经验选［M］．上海中医药大学出版社，2010，15

膏方二

组成： 潞党参 120 克　炙黄芪 120 克　全当归 120 克　生地 90 克　熟地 90 克　南沙参 90 克　北沙参 30 克　天麦冬各 120 克　白芍 120 克　牡丹皮 90 克　女贞子 120 克　旱莲草 120 克　仙鹤草 120 克　枸杞子 120 克　川牛膝 120 克　川续断 120 克　桑寄生 120 克　覆盆子 120 克　山茱萸 90 克　怀山药 120 克　麸炒泽泻 90 克　云茯苓 120 克　炙甘草 60 克　川楝子 90 克　广陈皮 60 克　广木香 45 克　淮小麦 300 克　五味子 60 克　龙眼肉 60 克　湘莲子 60 克　胡桃肉 90 克

功用： 滋肝肾之阴，顺气调经。

适用范围： 月经来潮常经前鼻衄，且经期先后不定，经量偏多，渐见神疲乏力，目花眩晕，口糜溃烂，尿频而数，面色痿黄，眼眶黑晕，脉沉细。舌暗偏红，有齿印，苔薄。

制作方法：上药煎 4 次，取极浓药汁，加陈阿胶 150 克，鹿角胶 60 克均用陈酒 1 斤炖烊，冰糖 250 克用文火收膏。

贮存方法：瓷罐或玻璃瓶等容器收贮备用。

服用方法：每次 1 汤匙，温开水调送，早晚各 1 次。如遇伤风食滞等症则暂缓服用。

出处：朱南孙．朱南孙膏方经验选［M］．上海：上海中医药大学出版社，2010，17

膏方三

组成：吉林参 50 克　炙黄芪 120 克　焦白术 60 克杭芍 90 克　生地 90 克　熟地 90 克　全当归 120 克　川芎 50 克　广木香 60 克　广陈皮 60 克　五味子 60 克炒酸枣仁 90 克　朱茯苓 120 克　制首乌 120 克　煅龙骨 200 克　煅牡蛎 200 克　淮小麦 200 克　制黄精 150 克柏子仁 120 克　合欢皮 120 克　黑玄参 90 克　焦建曲 90 克　鸡血藤 150 克　天冬 90 克　麦冬 90 克　牡丹皮 90 克　川牛膝 90 克　川续断 90 克　桑寄生 120 克　湘莲子 60 克　胡桃肉 90 克　龙眼肉 60 克　焦山楂 90 克

功用：健脾养血，宁心安神。

适用范围：长期贫血，神疲乏力，面色痿黄，营血亏虚，不能上乘，滋养于心，心悸不安，整夜不眠，营血不能上达，则咽干，肢麻；气虚则脾不统血，血无所归，上逆而致齿衄，下临而致经注。脉细弦，舌暗红，边有瘀紫，苔薄。

制作方法：上药煎熬 4 次，取极浓药汁，加陈阿胶 100 克，鹿角胶 60 克均用陈酒 8 两炖烊，冰糖 250 克文火收膏。

贮存方法：瓷罐或玻璃瓶等容器收贮备用。

服用方法：每次 1 汤匙，温开水调服，早晚各 1 次。如遇伤风食滞等症则暂缓服用。

出处：朱南孙．朱南孙膏方经验选［M］．上海：上海中医药大学出版社，2010，17

膏方四

组成：吉林参 50 克　炙黄芪 120 克　全当归 120 克赤白芍各 90 克　川芎 60 克　生地 90 克　熟地 90 克丹参 120 克　仙灵脾 120 克　巴戟天 90 克　覆盆子 120克　怀山药 120 克　山茱萸 60 克　紫河车 90 克　制黄精 150 克　川杜仲 90 克　香橼皮 50 克　陈佛手 50 克合欢皮 120 克　广郁金 90 克　稽豆衣 120 克　云茯苓 120 克　金银花 90 克　甘草 60 克　焦白术 60 克　银耳 90 克　胡桃肉 120 克　湘莲子 60 克

功用：滋阴清肝。

适用范围：房室不节，肾精耗损，肝木郁结，乃不孕，肝郁化火，而见心烦易怒，小腹作胀不舒，双颊色斑，面色灰暗；肾之阴损及阳，而见性格淡漠。脉弦，尺弱，重按则隐。舌暗红，边瘀紫，苔薄腻根甚，少津。

制作方法：上药煎熬 4 次，取极浓药汁，加陈阿胶 100 克，鹿角胶 60 克均用陈酒 8 两炖烊，冰糖 250 克用文火收膏。

贮存方法：瓷罐或玻璃瓶等容器收贮备用。

服用方法：每次 1 汤匙，温开水调服，早晚各 1 次。如遇伤风食滞等症则暂缓服用。

出处：朱南孙．朱南孙膏方．经验选［M］．上海：上海中医药大学出版社，2010，20

膏方五

组成：生晒参 50 克　生於术 90 克　大生地 150 克京玄参 90 克　太子参 120 克　杭芍 120 克　京赤芍 90 克　大麦冬 120 克　南沙参 120 克　菟丝子 120 克　潼沙苑 90 克　滁菊花 90 克　山茱萸 60 克　怀山药 120 克地骨皮 120 克　川黄连 30 克　牡丹皮 90 克　合欢皮 120 克　广郁金 90 克　宣木瓜 90 克　桑椹子 120 克仙鹤草 150 克　焦山楂 90 克　焦神曲 90 克　缩砂仁（后下）30 克　当归身 120 克　甘草 60 克　广陈皮 60 克　石决明（先下）300 克　茯神 120 克　生牡蛎（先下）300 克

功用：滋水涵木，清火实脾，调摄冲任。

适用范围：肝旺肾亏，髓海空虚，冲任不调，故见经来量多，头痛如裂，引动心火而烦躁易怒，夜寐不安，脾运受遏而食入不舒，便结难行。舌暗红，脉弦数。

制作方法：上药煎熬 4 次，取极浓药汁，加陈阿胶 100 克，鸡血煎膏 1 瓶，大枣 120 克，湘莲梨膏 1 瓶，益母膏 1 瓶，银耳 120 克，文冰（冰糖）750 克用陈酒炖烊，文火收膏。

贮存方法：瓷罐或玻璃瓶等容器收贮备用。

服用方法：每次 1 汤匙，温开水调服，早晚各 1 次。如遇伤风食滞等症则暂缓服用。

出处：朱南孙．朱南孙膏方经验选［M］．上海：上海中医药大学出版社，2010，27

张云鹏经验膏方选载

张云鹏主任医师是首届上海市名中医，人事部、卫生局和国家中医药管理局确认的全国老中医药专家学术经验继承工作指导老师，享受国务院政府特殊津贴。每值冬令进补之时，病家屡邀张师订膏方调治而获良效。现录其膏方三则交流。

膏方一

组成：枸杞子 200 克　白芍 200 克　龟板 200 克

麦冬 100 克　黄连 30 克　陈皮 100 克　竹茹 60 克　茯神 300 克　制半夏 100 克　炒酸枣仁 300 克　柏子仁 300 克　淡竹叶 50 克　黑芝麻 300 克　女贞子 300 克　玄参 300 克　制首乌 300 克　龙胆 30 克　莲心 60 克　生地 200 克　丹参 200 克　佛手 150 克　玫瑰花 100 克　珍珠母 300 克　青龙齿 300 克　益智仁 200 克　天麻 300 克　五味子 100 克　葛根 200 克　生黄芪 200 克　生山楂 200 克　淮小麦 300 克　石菖蒲 100 克　炙远志 30 克

功用：滋阴降火，补肾缩泉，化痰宽胸，交通心肾。

适用范围：阴虚火旺，肾阴不足，痰湿内蕴之不寐，心烦而燥，偶尔胸闷，睡眠易醒，夜间尿频，有四至五次之多，实中有虚也；上午头晕沉沉，精神倦怠，记忆力下降，口干喜饮，大便偏干，舌质淡而尖红，苔薄腻，脉细稍弦。

制作方法：上药煎 3 次，取汁，西洋参 100 克另煎合入上药汁，加阿胶 400 克（烊化），冰糖 400 克收膏。

贮存方法：瓷罐或玻璃瓶等容器收贮备用。

服用方法：每日清晨以沸水冲饮 20 克。如遇伤风食滞等症则暂缓服用。

出处：徐英，陈晓蓉．张云鹏膏方医案举隅［J］．中医文献杂志，2004，10（2）：34 - 35

膏方二

组成：制首乌 300 克　黑芝麻 300 克　钩藤 300 克葛根 300 克　天麻 150 克　枸杞子 150 克　珍珠母 300克　杜仲 150 克　生地 150 克　龟甲 150 克　炙百部100 克　玄参 150 克　滁菊花 150 克　潼蒺藜 150 克麦冬 150 克　灵芝 150 克　泽泻 100 克　决明子 100 克荷叶 100 克　虎杖 150 克　生黄芪 150 克　川牛膝 100克　石斛 100 克　石决明 300 克

功用：补益为主，化湿为佐。补益以补肾为先，化湿以轻宣为法。

适用范围：操劳烦心则肾气更惫，肾阴不足，必阳亢无疑，血压随之升高；肥者令人内热，甘者令人中满，高血脂、脂肪肝伴之而来；腰酸、颈部不适，易疲劳，皆肾虚之故；干咳咽痒，肺急之病；舌质尖红，苔薄腻，湿邪内蕴也，脉细则虚证为主。

制作方法：上药煎 3 次，取汁，冬虫夏草 5 克另煎合入上药汁，加阿胶 300 克（烊化），冰糖 500 克收膏。

贮存方法：瓷罐或玻璃瓶等容器收贮备用。

服用方法：每日清晨以沸水冲饮 20 克。如遇伤风食滞等症则暂缓服用。

出处：徐英，陈晓蓉．张云鹏膏方医案举隅［J］.中医文献杂志，2004，10（2）：34－35

膏方三

组成：丹参 200 克　郁金 150 克　炒酸枣仁 300 克天麻 150 克　茯神 300 克　制首乌 300 克　元参 300 克栀子 100 克　枸杞子 150 克　黑大豆 300 克　桑椹子300 克　连翘 300 克　菊花 150 克　稽豆衣 300 克　坎炁 10 条　五味子 100 克　生地 200 克　熟地 200 克　山茱萸 100 克　木香 50 克　珍珠母 300 克　生黄芪 150 克夜交藤 300 克　女贞子 150 克　合欢皮 300 克　陈皮 80克　石斛 150 克

功用：养心安神，滋补肝肾，调理气血。

适用范围：精神疲乏，头晕且痛，脱发颇甚，竟至全脱，为肾精不足之症；心烦、夜寐不安，易心失所养；月经提前；舌质尖红，苔薄白，脉来细缓。

制作方法：上药煎 3 次，取汁，加阿胶 300 克（烊化），冰糖 500 克收膏。

贮存方法：瓷罐或玻璃瓶等容器收贮备用。

服用方法：每日清晨以沸水冲饮 20 克。如遇伤风食滞等症则暂缓服用。

出处：徐英，陈晓蓉．张云鹏膏方医案举隅 ［J］.中医文献杂志，2004，10（2）：34 –35

王旭高经验膏方选载

王旭高，名泰林，字以引，晚号退思居士，江苏无锡人。从舅父高锦廷学医多年，尽得其传。起初从事外科，后来专攻于内科杂病，且对温病尤多关注，临证审证用药甚为精当。

组成： 天冬 150 克　麦冬 150 克　熟地 150 克　怀山药 200 克　沙参 150 克　茯神 220 克　酸枣仁 300 克　牡蛎 260 克　白芍 180 克　西洋参 30 克　红枣 30 克　浮小麦 300 克

功用： 滋阴清心，镇心安神。

适用范围： 惊则气乱，心神不能自主，故发怔忡、头晕、耳鸣；心不藏神，心中惕惕，则善惊易怒；脉象动数。

制作方法： 上药煎 3 次，取汁，加阿胶 300 克（烊化），冰糖 500 克收膏。

贮存方法： 瓷罐或玻璃瓶等容器收储备用。

服用方法： 每日清晨以沸水冲饮 20 克。如遇防风食滞等症则暂缓服用。

出处： 沈庆法，沈峥嵘．中医膏方［J］．上海：上海科学技术文献出版社，2004，46

丁甘仁经验膏方选载

丁甘仁先生，江苏武进孟河人。近代著名医学家、教育家。丁先生所制膏方亦颇有特色，特例举膏方四则一窥其法度。

膏方一

组成：清炙黄芪 120 克　潞党参 90 克　半夏 60 克大生地 120 克　茯神 90 克　大熟地 10 克　制远志 30 克炙甘草 60 克　酸枣仁 90 克　北秫米 90 克　天冬 45 克麦冬 45 克　怀山药 60 克　枸杞子 60 克　生牡蛎 120 克橘白 30 克　当归身 90 克　白芍 90 克　花龙骨 60 克龙齿 30 克　紫石英 90 克　炙鳖甲 90 克　川石斛 90 克马料豆 90 克　潼蒺藜 90 克　紫丹参 60 克　川贝母 60克　制首乌 60 克　合欢皮 45 克　莲子 60 克　红枣 180克　鸡子黄 10 枚

功用：滋阴降火，养心安神。

适用范围：肾阴不足，不能上交于心，心肝火旺，心性炎上，虚热扰神，故心烦不寐，心悸不安。心肾不交，精关不固，故遗精，口干津少，五心烦热，舌红，脉细数。

制作方法：上药除川贝母、鸡子黄外，煎 4 次，取浓汁，加龟甲胶 120 克，清阿胶 120 克均用陈酒烊化，冰糖 250 克熔化。再将川贝母、鸡子黄依次加入，搅和收膏。

贮存方法：瓷罐或玻璃瓶等容器收贮备用。

服用方法：每日早晚各服 2 匙，白开水冲服。如遇伤风食滞等症则暂缓服用。

出处：沈庆法，沈峥嵘．中医膏方［M］．上海：

上海科学技术文献出版社，2004，49

膏方二

组成：炙甘草 15 克　清炙黄芪 90 克　茯神 90 克 怀山药 90 克　炒白术 45 克　天冬 90 克　山茱萸 90 克 当归身 60 克　白芍 60 克　枸杞子 90 克　厚杜仲 90 克 川续断 90 克　煅牡蛎 120 克　芡实 90 克　大生熟地 （各）90 克　制黄精 90 克　覆盆子 90 克　菟丝子 60 克 肥玉竹 90 克　半夏 45 克　壳砂仁 24 克　红枣 120 克 莲子（去心）120 克

功用：益肾柔肝，固摄精关。

适用范围：肝为将军之官，肾司封藏之本，肝木失 于调达，气滞中州，脾胃运化失常，胸闷嗳气虽减，屡 屡吞酸，君相火动，精关不固，精不充其力，阳事不 振，以致遗泄而阳痿也。

制作方法：上药煎 4 次，取浓汁，加阿胶 45 克，鹿 角胶 45 克，龟甲胶 45 克炖烊，白冰糖 250 克熔化收膏。

贮存方法：瓷罐或玻璃瓶等容器收贮备用。

服用方法：每日早晚各服 2 匙，白开水冲服。如遇 伤风食滞等症则暂缓服用。

出处：沈庆法，沈峥嵘．中医膏方［M］．上海： 上海科学技术文献出版社，2004，50

膏方三

组成：台参须 55 克　潞党参 150 克　大熟地（砂

仁拌）300 克　炙黄芪 200 克　炒怀山药 100 克　茯神 150 克　酸枣仁 15 克　炙甘草 30 克　炙远志 50 克　明天冬 100 克　大麦冬 100 克　厚杜仲（盐水炒）150 克　枸杞子 100 克　川续断（盐水炒）100 克　桑葚子 150 克　制首乌 200 克　广陈皮 50 克　仙半夏 100 克　炒北秫米（包）150 克　宁子淡 200 克　煅牡蛎 200 克　紫贝齿 200 克　紫石英 150 克　胡桃肉（盐水炒去紫衣）150 克　五味子 30 克　金樱子（包）50 克　炒芡实 150 克　黄柏 50 克　熟女贞 100 克　猪脊髓（酒洗）100 克　红枣 200 克　鳔胶 100 克

功用：补气安神，育阴固摄，根据乙癸同源之理，入血肉有情之物，益精填髓，以恢复元精，补奇脉之空虚，达到精气神并治的效果。

适用范围：病久梦遗，脊痛腰酸，头晕耳鸣，失眠少寐。

制作方法：上药除鳔胶外煎 4 次，取浓汁，加龟甲胶 200 克，清阿胶 200 克均用陈酒炖烊，再将鳔胶和入，冰糖 250 克熔化收膏。

贮存方法：瓷罐或玻璃瓶等容器收贮备用。

服用方法：每日早晚各服 20 克，均用白开水化服。如遇伤风食滞等症则暂缓服用。

出处：丁甘仁．丁甘仁医案［M］．上海：上海科学技术出版社，2001，252

膏方四

组成： 别直参 150 克　云茯苓 200 克　白术 150 克
清炙黄芪 150 克　炙甘草 40 克　炙远志 50 克　大熟地
200 克　川桂枝 30 克　五味子 40 克（淡干姜 20 克同
捣）　熟附片 50 克　川贝母 15 克　甜杏仁 150 克　蛤
蚧尾（酒洗）5 对　砂仁 40 克　范志曲 100 克　广陈皮
50 克　仙半夏 150 克　旋覆花（包）75 克　代赭石
（煅）200 克　补骨脂 100 克　核桃肉 200 克　炙白苏子
100 克　怀山药 150 克　山萸萸 15 克　泽泻 75 克　厚
杜仲 150 克　川续断 150 克　枸杞子 150 克

功用： 温肾纳气，温肾则所以强脾；和胃降逆，和
胃功兼和肺。

适用范围： 阴虚留饮，致每冬必咳，气急不平，天
暖则舒，遇寒则甚。

制作方法： 上药煎 4 次，取极浓药汁，加鹿角胶
200 克，龟甲胶 200 克均用陈酒炖烊，白冰糖 250 克熔
化收膏。

贮存方法： 瓷罐或玻璃瓶等容器收贮备用。

服用方法： 每早服 15 克，临卧时服 15 克，均用白
开水化服。如遇伤风停滞等症则暂缓服用。

出处： 丁甘仁．丁甘仁医案［M］．上海：上海科
学技术出版社，2001，252

秦伯未经验膏方选载

秦伯未,上海市人。出身于中医世家,在丁甘仁先生门下攻读中医,成绩优秀。秦氏治学严谨,对四大经典均深有研究,因在《内经》方面的成绩而有"秦内经"的雅号。临床50多年,善治内科杂病,对虚劳痼疾颇多心得,在膏方治疗慢性病方面体会尤多。

膏方一

组成:西洋参、别直参各30克(另煎)　冬虫夏草(另煎)60克　紫河车60克　清炙黄芪90克　川百合90克　白茯苓90克　怀山药90克　薏苡仁90克　南沙参60克　北沙参60克　大熟地90克(用缩砂仁24克拌)　仙鹤草60克　橘络30克　旱莲草60克　炙僵蚕30克　生牡蛎60克　京玄参60克

功用:补益气血,扶正祛邪。

适用范围:形体消瘦,精神萎靡,懒于言语,面色青黑,眼睑、颊部、项颈部、背肿胀,肿处皮肤不变色,胸部常有压迫感,动则气喘,咳嗽,痰量不多,鼻涕及痰液中常有血丝,口干舌燥,纳食无味,心慌心悸,夜寐多梦,大便无论干稀,均感非常困难,脉沉细弱,舌光绛无苔。

制作方法:上药除西洋参、别直参、冬虫夏草外,一起浸透,浓煎2次,滤汁去渣,兑入西洋参汁、别直

参汁、冬虫夏草汁，再加驴皮胶 60 克，鹿角胶 60 克，鳖甲胶 60 克，冰糖 240 克，文火收膏。

贮存方法：瓷罐或玻璃瓶等容器收贮备用。

服用方法：每日早晚空腹时开水冲服 1 食匙，如遇伤风食滞等症则暂缓服用。

出处：沈庆法，沈峥嵘．中医膏方［M］．上海：上海科学技术文献出版社，2004，52

膏方二

组成：西洋参、生晒参各 30 克（另煎）　炙蛤蚧 2 对　冬虫夏草 30 克（另煎）　胡桃肉 90 克　黄芪 90 克　云茯苓 90 克　蒸於术 90 克　全当归 90 克　全瓜蒌 90 克　甜杏仁 90 克　川厚朴 60 克　炙苏子 60 克　炙远志 45 克　干菖蒲 45 克　炙百合 90 克　陈皮 90 克　半夏 60 克　沉香 15 克　山药 90 克　浙贝母 90 克　川贝母 90 克　炙鸡内金 90 克　大红枣 60 克

功用：调补肺肾，健脾助孕。

适用范围：咳嗽痰多、黏腻色白，气喘，精神困顿，纳食不佳，睡眠梦多，大便较干，脉象沉滑，舌质淡，舌苔白腻。

制作方法：上药除西洋参、生晒参、冬虫夏草外，余药共浸透，浓煎 2 次，滤汁去渣，兑入西洋参汁、生晒参汁、冬虫夏草汁，再加龟甲胶 120 克，鹿角胶 120 克，冰糖 240 克，文火收膏。

贮存方法：瓷罐或玻璃瓶等容器收贮备用。

服用方法：每日早晚空腹时开水冲服 1 食匙。如遇伤风食滞等症则暂缓服用。

出处：沈庆法，沈峥嵘．中医膏方［M］．上海：上海科学技术文献出版社，2004，53

后　记

　　膏方是中药制剂中最古老剂型之一，也是中华民族优秀文化的灿烂结晶。其特性是天人合一，整体协调，辩证论治，是天然药物通过君臣佐使等配伍和四气五味的药性理论形成的复杂药理，达到整体综合效应，已在防病治病、养生保健方面发挥着不可替代的作用。其特色鲜明，优势突出，长期以来一直为广大人民群众乐于接受的养生调理、防治疾病的特殊用药方式。

　　随着生活水平不断提高，人们对疾病的防治效果和生活质量的要求也日益增高。在这种需求背景下，当代广大医务工作者，根据中医辩证经验，结合膏方运用特色和优势，将膏方这一特殊辩证用药形式灵活地应用于临床各科的疾病防治中，扩大了膏方的应用范围，张扬了其在防治疾病方面的作用和优势，提高了中医防治疾病的临床疗效。这是当代医家对中医理论和辩证施治的传承发展和创新。

　　余从医五十余年来，诊务繁忙，就诊者众，踵相接，临诊之中也颇有体悟，应用膏方治病也颇有效应。余自知才疏学浅，不揣卑陋，将近十多年研究学习临床应用膏方的情况编录成册，名为《膏方的临床应用》。此书从膏方的历史沿革、制作及各科临床应用及膏方临床案例做了简要介绍，通俗简便易懂，望对中医、中西医结合临床工作者、学生、自学中医者有所裨益，则幸甚矣！

此书编写得到了古籍出版社郑荣同志的指导帮助，深表感谢。

由于祖国医学博大精深，自己才疏学浅，书中难免存在不足和错误之处。望同道斧正，以便再版时做得更为完美，为发扬国医文化、造福百姓共尽绵薄之力！

张洪洲

2017 年 7 月